JN108550

身の回りにある
有害物質と
うまく付き合いたいです！

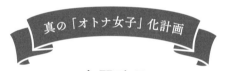

真の「オトナ女子」化計画

水野玲子
Reiko Mizuno

食べもの通信社

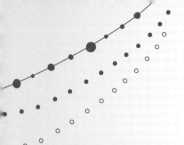

はじめに

・汚れがこびりつかないフライパン
・水をこぼしてもしみ込まないカーペット……

どちらも便利で快適！　私たちの生活には欠かせないアイテムになっています。
「少しでもラクしたいから」と使っている方も多いのではないでしょうか。

昔からこんなに便利な生活だったわけではありません。日本はこの半世紀以上で急速な経済発展をとげ、石油から作るプラスチックや人工的な化学物質をたくさん使ってきました。その結果、いまの生活があります。

便利になった一方で、少子化の勢いが止まらず、不妊で悩むカップルが増えています。がんや子どもの発達障害も増えました。
これらは増え続ける有害物質との関連が指摘されていますが、ハッキリしたことはなかなかわかりません。

ただし、最初にお伝えした便利な製品には、PFAS（28ページ参照）というきわめて毒性の高い物質が含まれています。実はその物質を使うからこそ、水や油をはじく製

品が作れるのです。

　PFASはいったん体の中に入ると、長い間排出されずに体内で毒性を発揮し、がんなどの病気を引き起こすやっかいな物質。体内に入るキッカケが皮膚や呼吸などを通して、ということを私たちは知りません。

　そのことをほんのちょっとでも知っていれば、たとえ便利な製品でも、使用回数を減らすとか、妊娠中だけでもやめるとかができますよね。

　それが化学物質であふれた現代社会を元気に生き抜く知恵なのです。

　有害物質の話は「難しそう」と敬遠されがち。聞きたくないのは当たり前です。特に自分の大切な家族が被害を受けたわけではない限り、私たちは関心を持ちません。

　でも、有害物質のことは、被害に気づいてからでは遅いのです。その教訓は、本書で取り上げた流産防止剤「DES」（92ページ参照）のことからも得られます。

　そういう意味で、私たちは人工化学物質があふれる世界で身を守るために、多少の知識が必要です。どんなに安心・安全と言われても「本当？」と疑ってみてください。次から次へと生み出される新しい効用をうたう製品に、すぐに飛びつかないことが大切です。

　本書では、難しいと思われがちな内容を「わかりやす

く」「丁寧に」伝えることに注力しました。

　各項目の最後にある「ここがポイント！」に目を通していただくだけでも構いません。そのうえで

　「次は汚れがつかないフライパンではなく、鉄製にしてみようかな」

　「妊娠中や子どもが小さいうちは、水がしみ込まないカーペットはやめておこう」

　などと、皆さんが少しでも自分のこと・周りのことを考えて行動してくださったら、こんなに嬉しいことはありません。

　また、本書の最後には香害の話を載せました。「いい香りが長持ちする！」というテレビCMをキッカケに香りブームが起きましたが、一方で香害で苦しんでいる人がいるということを少しでも知っていただければと思います。

　・自分を取り巻く有害物質について、
　　正しい知識を得る
　・それらとうまく付き合いつつ、自分の健康や
　　周囲の人たちのことを考えながら、生活を楽しむ

　──そんな真の「オトナ女子」化計画、いまから始めませんか。

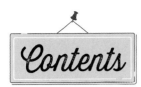

*本書は、月刊『食べもの通信』で現在連載中「暮らしのなかの有害物質」のうち、2017年12月〜2023年4月の記事に加筆・修正をしたものです。

Chapter

1

オシャレ

ジェルネイル

　爪に柄やイラストを描いたり、ストーンやラメなどをつけるネイルアート。いまは、マニキュアよりもツヤや強度があって長持ちするうえに、凝ったデザインができるジェルネイルが主流です。

　使われるジェルは大きく分けて２種類あります。

・ハードジェル

・ソフトジェル

　ハードジェルは爪の長さを足すのに便利ですが、落とすときには削らなくてはなりません。主な素材はアクリル樹脂です。

　ネイルサロンで多く使用しているのは、ソフトジェル。素材は、ウレタン樹脂（PU）やポリビニール（PB）などが使われます。

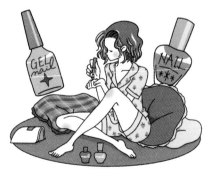

太陽の約４倍もの紫外線

　ジェルネイルは、爪に塗ってからＵＶライト（紫外線）やＬＥＤライト（可視光線）を照射して固まらせます。

　ＵＶライト、実はこんな危険性もあります。

・皮膚から浸透して、シミや日焼けの原因に
・ＤＮＡを傷つけて皮膚がんや老化が進む

　米国皮膚科学会は「ジェルネイルで使用されるＵＶライトは、太陽の紫外線の約４倍。繰り返し使用すると、皮膚にダメージが蓄積される」と警告しています。

　「ＬＥＤライトのほうが安全」と考える声も出てきていますが、米国の医師らは「ＬＥＤライトも、ジェルを早く固まらせる目的でＵＶＡ（紫外線Ａ波）を出している」と言っています。

　ほかにも、ジェルネイルには

・爪がもろくなる
・爪や指に痛みが出る
・緑膿菌が繁殖して爪が緑色になる

などの問題があります。

除光液で咽頭痛、頭痛も

　除光液は、鼻をつくような独特のにおいがしますよね。この主成分は刺激の強い化学物質「アセトン」。触れると爪が白や黄色に変質したり、もろくなったり、皮膚炎を起こしたりすることもあります。

ネイルサロンで使われる有害物質

アセトン類を含むもの	ポリッシュリムーバー、アクリルリムーバー、ジェルリムーバーなどマニキュアの除光液に含まれる
	発がん性あり。皮膚や呼吸から入り、血液、生殖毒性、胎児に悪影響
酢酸ブチル 酢酸エチルを含むもの	ノンアセトンポリッシュリムーバー、ネイルソルベント、プレプライマー
	アレルギー性皮膚炎を起こす可能性、腎臓や肝臓に悪影響
メタクリル酸エチル	ジェル成分のメタクリル酸2-ヒドロキシエチル
	アレルギー性皮膚反応を起こす可能性、呼吸器、腎臓、肝臓に悪影響
エタノールを含むもの	消毒用エタノール、消毒用エタノール（イソプロパノール混合）
	目に強い刺激性があり、吸い込むと中枢神経系にも影響する

＊米国の労働安全衛生局（OSHA）によると、ネイルサロンで使用されている数多くの化学物質のうち12種類は、頭痛やめまい、目や肺の炎症、肝臓や腎臓障害などを起こす可能性あり

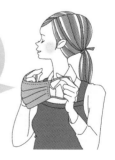

私たちネイルサロンの従業員がマスクをしている理由を知っていますか？　実はたくさん吸い込むと咽頭痛、頭痛などの原因になるからなんですよ〜！

ここがポイント！

✓ ネイルサロンではマスクなどを使用

空気中に有毒物質が充満しています。マスク着用だけでなく、サロンの滞在時間もなるべく短いほうがいいですね。

✓ 自宅では十分に換気をする

子どもやペットのいないところで、なるべく換気をしながらネイルするといいでしょう。

✓ 子どもの手が届かない場所に置く

特に、除光液は子どもの誤飲事故が多いため、くれぐれも気をつけてください。

✓ 妊娠初期はネイルをしない

海外の研究では、ネイルサロンで働く女性の流産率は一般女性の2倍で、胎児に障害も。ニューヨーク州は換気の徹底を義務化しています。

特に妊娠初期は要注意。赤ちゃんのためにもネイルはちょっとガマン！

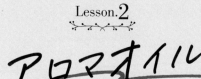

Lesson.2
アロマオイル

「いい香りに癒される！」
「体にもいいしね」
　そう信じて、アロマオイルを使う女性が増えています。岩盤浴やフィットネスジムなどでもリラックス効果をもたらすと、室内でアロマがたかれていることも。

　アロマオイルとは香りのするオイルの総称。
・植物から抽出する天然の精油
・複数の人工香料を混ぜて作られる人工合成
　フレグランスオイル
の２種類があります。

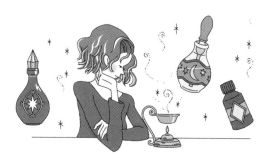

香料の約 90％が合成香料

2022年の香料の国内生産のうち、約90％（6,033トン）が石油などから作られる合成香料で、天然香料はわずか645トン。この割合は輸入香料についてもほぼ同じです。

合成洗剤や柔軟剤、シャンプーなど、香りつき製品のほとんどは人工合成された香料が使われています。

複数の合成香料や添加物などを合わせて作られるのがフレグランスオイルです。安い値段のフレグランスオイルのほとんどが人工合成されたものです。

精油の3つの抽出方法

アロマの天然の精油（エッセンシャルオイル）でも100％天然というわけではありません。抽出方法によっては、有害物質がわずかに混入する可能性があります。

抽出する方法には次の3つがあります。

・水蒸気蒸留法：植物に水蒸気を吹き込み、水蒸気とともに出る香料成分を冷やし、浮かんでくる精油を抽出。**100％純粋な精油を抽出でき**、熱に強い香料に適する。

・圧搾法：オレンジ（柑橘系果実）の皮を手で折ると飛び散る液体＝精油。精油を蓄えている油胞が大きいので、圧搾で簡単に抽出できる。レモンやベルガモットなど。

・溶剤抽出法：エタノール、アセトンなど**毒性の強い**

有機溶剤を使うので、それらが**精油にわずかに残る可能性**が。ジャスミンやバニラなど。

がん患者のためのアロマセラピー !?

アロマの効用とリスクについてはさまざまな見解があります。日本看護協会はアロマセラピーを看護に使用できる資格制度を創設。がん患者にもアロマセラピーを施しています。

しかし、アロマの精油のなかにも、女性ホルモン作用をもつ特殊なものがあります。乳がんや子宮体がんの患者さんは、次のような精油は避けたほうがよいでしょう。

・ケード（組成成分はベンゾピレン）
・バジル（同エストラゴール）
・カンファー
・イエロー（同サフロール）　など

英国のがん研究機関（Cancer Research UK）は、頭痛やアレルギーなどの副作用が出る可能性があるので、**必ず専門の認定されたアロマセラピストのアドバイスを受けるように**と、注意を促しています。

米国のがん研究機関（National Cancer Institute）でも、アロマセラピーの精油であっても、化学的な有機溶剤などで抽出されたものは本物の精油とは認められないとしています。

ここがポイント！

自分でアロマを選ぶとき

アロマを使うさいは、できる限り専門のアロマセラピストに相談するといいでしょう。

自分でアロマを選ぶときには、次の3点を確認しましょう。

☑ 容器ラベルに「エッセンシャルオイル（精油）」と明記されている

☑ 茶色、緑色などのガラスの小瓶に入っている

☑ ラベルに植物の学名、抽出部位、抽出方法が明記されているもの＆溶剤抽出でないもの

ちなみに100円ショップなどで販売されているフレグランスオイルは、「アロマオイル」と表示していて色つきガラス瓶に入っていても、天然の精油ではありません。

また、自宅で市販のアロマディフューザーを使って、安いアロマを吸い込むことはオススメできません。

日焼け止め

　いまでは若い女性だけでなく、男性や子どもも日焼け止めをつかっています。顔だけでなく、肌が露出している部分にくまなく塗る人もいるようです。

　日焼け止め用の紫外線防止剤には次の2種類があることを知っておきましょう。

・**紫外線吸収剤：環境ホルモン作用**
（成分はオキシベンゾン、オクチノキサート、メトキシケイヒ酸エチルヘキシルなど）

・**紫外線散乱剤：ナノサイズは皮膚に吸収の可能性**（成分は酸化亜鉛、酸化チタンなど）

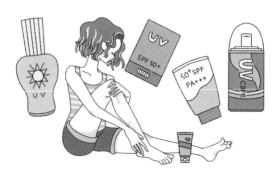

体内に吸収される日焼け止め成分

2019年5月、米国食品医薬品局（FDA）の研究者は、**市販の日焼け止めに含まれる紫外線吸収剤が、体内に吸収される**ことを明らかにしました。

米国医師会雑誌（JAMA）の論文[1]によると、研究チームは男性12人と女性12人の被験者グループに、市販の日焼け止め製品5種類（スプレー2種、クリーム2種、ローション1種）をメーカーの推奨どおりに塗布。4日後とさらにその3日後の血液を調べました。

その結果、環境ホルモン作用が指摘されているオキシベンゾンなどの有害物質が検出されました。特に**スプレータイプ、ローションタイプの日焼け止めを使用した人は高い濃度**でした。

オキシベンゾンを含むベンゾフェノン類には、女性ホルモン作用や抗男性ホルモン作用が指摘されており、妊娠中に使うと男児の先天異常（尿道下裂など）にも関係します。

化粧品に使われる化学物質は皮膚の表面にとどまり、体内には吸収されないとされていたので、この結果は注目されました。

米国では市民団体が調査を要求

この結果を受け、米国を代表する環境NGOのEWG[2]は米国疾病予防管理センター（CDC）に、市販されている

日焼け止め成分のバイオモニタリング（ヒトの血液や尿の検査）を要求しました。オキシベンゾンはすでにCDCのモニタリングリストに入っているので、そのほかの12成分の検査を求めたのです。

　日焼け止めにはこのほかにもフタル酸エステル（環境ホルモン）や、飲み水の汚染が各地で大きな問題となっているPFAS（有機フッ素化合物）など、いろいろな物質が入っている可能性があります。こうなると、日焼け止めを毎日のように使うことには問題がありそうです。

　近年、化粧品の成分もナノ化（ミリ、センチなど基礎となる単位の10億分の1のサイズ。たとえば1メートルの10億分の1が1ナノメートル）しています。ナノ化によって有害物質がさらに体内に浸透しやすくなりますので、リスクの増加が懸念されます。

海洋汚染防止のためハワイでも禁止に

　日焼け止めによる海洋汚染も問題になっています。太平洋の島国・パラオ共和国では、サンゴ礁を有害物質から守るために、10種類の成分を含む日焼け止めの使用が禁止されました。

　米国のハワイ州でもオキシベンゾンなどの日焼け止めの販売・流通が禁止される予定です。

　それらはサンゴの白化に影響するだけでなく、海洋生物にとって有毒だとする認識が広がっているためです。

＊1　Murali, K. Matta, et al. JAMA 2019
＊2　Environmental Working Group

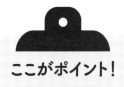

ここがポイント！

☑ 日傘やサングラスで対応を

日本では日焼け止め成分の規制の動きはありませんが、FDAは2019年、日焼け止め成分の安全性を再確認すると発表。日焼け止め成分のオキシベンゾンや、日本で多用されるメトキシケイヒ酸エチルヘキシルに、ホルモンをかく乱する環境ホルモン作用が指摘されています。

日傘やサングラス、綿や麻といった天然素材の衣類を着るなど、オシャレを楽しみつつ対応しましょう。日焼け止めを塗るとしても、皮膚の露出部分すべてに塗らないように。

☑ 妊娠中は使用を控えめに

大阪樟蔭女子大学の津川尚子教授による、20代学生を対象にしたビタミンD栄養調査（16年）では、週3回以上日焼け止めを塗っている人はビタミンDが低下していることがわかりました。

ビタミンDにはカルシウムのバランスを整え、骨の健康を保ち、免疫力を向上させる効果も。不足すれば骨折しやすくなります。出産後の骨折予防で、妊娠中の日焼け止め使用を控えるよう助言する助産師もいます。

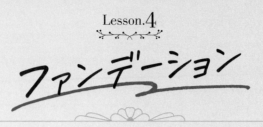

Lesson.4
ファンデーション

　ストレスが多く、飽食（食べあきるほどにぜいた
くな食生活をしている）の時代といわれる現代社会。
多くの女性が乳がんをはじめとした生殖器官の病
気や、原因不明の病気に悩まされています。

　実は、ファンデーションやベビーパウダーの原
料「タルク」が卵巣がん・中皮腫の発症リスクを
高める要因ではないかとの疑いも出てきました。
　でも、毎日のように使うファンデーションで気
になるのは、タルクだけではありません。
・**フタル酸エステル**
　（滑らかな感触を出すために使われる）
・**PFAS**（混ざることのない水と油を混ぜるため）
・**紫外線吸収剤**（日焼けを防ぐ）
・**パラベン**（保存料として）
など、たくさんの環境ホルモンが入っている可
能性があります。

※国際がん研究機関（IARC）は2006年、アスベストを含むタルクは
発がん性がある（グループ1）、アスベストを含まないタルクはヒトに対
する発がん性が認められない（グループ3）に分類

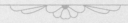

ニューヨーク・タイムズ紙の記事が米国で話題に

2016年、「ベビーパウダーに発がん物質は本当？——原料タルクと卵巣がんの関連」と題する記事がニューヨーク・タイムズ紙に掲載され、米国で大きな話題となりました。

タルク（滑石）とはケイ酸マグネシウムからなる鉱物です。感触が良く、肌に滑らかに広がるので、日本でもファンデーションやアイシャドー、口紅、ベビーパウダーなどに多く使われています。

この記事でベビーパウダーを塗ってがんになったと指摘されたのは赤ちゃんではなく、おとなの女性でした。塗っていた場所は、デリケートな膣の周辺です。

日本ではこのような使い方は少ないでしょうが、**赤ちゃんのお尻や、女性の顔に塗るものに含まれるタルクに発がん性があるとしたら**大変です。

タルクにアスベストの混入疑惑

タルクの粒子が卵巣腫瘍の75％から検出されたのは半世紀も前のこと[*1]。その後も多くの研究で卵巣がんとの関連を示唆する結果が出ました。その原因として、タルクに発がん性物質のアスベストが混入していた疑惑がもち上がったのです。

タルクはアスベストに組成がよく似た天然の鉱物なので、アスベストが不純物として混入することがあるので

す。アスベストは「石綿」とよばれ、束になっている繊維をほぐすと糸状や布状になります。**吸い込むと、肺にそのトゲが刺さり、悪性がんである中皮腫など**を引き起こします。

WHO（世界保健機関）がアスベストの発がん性を指摘したのは1972年。日本では2006年に石綿の使用と製造が全面禁止されました。

がんの原因が争われた訴訟で続く患者側の勝訴

19年10月、米国の雑誌『TIME』に掲載された記事「汚染されたタルクパウダーは珍しいがん（中皮腫）の原因となる」の元になった論文[2]では、アスベストに汚染されたタルクパウダーにばく露すると、悪性の中皮腫になる可能性があると指摘されました。

研究チームは、中皮腫患者33人のうち6人の細胞から検出された繊維が、化粧品のタルクの中で見つかったアスベストと一致することを確認したのです。

化粧品に含まれるタルクが卵巣がんだけでなく、アスベスト関連のがん（中皮腫）の原因になるかが争われた多くの訴訟では、患者側の勝訴が続いています。

70年以降、企業は、検出可能なレベルのアスベストフリーのタルクを生産すると宣言していましたが、タルクへのアスベスト混入疑惑はいまも続いています。

＊1　Hemderson WJ, et al. J Obstet Gynecol 1971
＊2　Moline J, et al. J Occup Environ Med 2020

ここがポイント！

タルクの安全性が確認できるまで、使用頻度を減らそう

　日本の化粧品に使われるタルクに、安全でないレベルのアスベストが混入している可能性はゼロではありません。また、化粧品には、たくさんの環境ホルモンが入っています。

　したがって、特に妊娠中の方は、

- ☑️ アイブローペンシル
- ☑️ アイライナー
- ☑️ マスカラ
- ☑️ 口紅
- ☑️ 化粧下地
- ☑️ ファンデーション
- ☑️ ベビーパウダー

などの使用頻度を控えましょう。

Lesson.5

フリース・形状記憶シャツ

　今日、私たちは衣類にほとんど不自由しなくなりました。
- 軽い
- すぐ乾く
- 折りたたんでもしわにならない
- 冬はより温かい
- 夏はより涼しい

など、新しい機能をもつ製品が開発されたことにより、快適さを享受しています。

　冬に人気の衣類「フリース」（起毛した生地）は、ペットボトルと同じ素材のポリエチレンテレフタレート（PET）で作られています。
　そのほかにも、「吸湿発熱繊維」や、ワイシャツやブラジャーなどに使われている「形状記憶繊維」といった新しい機能をもつものなど、どんどん出てきています。

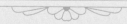

ヒートテックは水分を吸収し、熱に変換

　ユニクロと東レが共同開発したヒートテック。汗が蒸発した水蒸気を繊維が吸収し、それをエネルギーに変えて、素材自体が温かくなるという優れものです。汗をかいても湿っぽさや冷えを感じず、薄くて温かい快適さがうけて、世界中で愛されるアイテムになりました。

　ヒートテックは水分が細かな繊維にくっつくと、水分の粒が繊維の間でこすれて熱を発生させる仕組みで、「吸湿発熱繊維」といわれるものです。

　主な素材はレーヨンとアクリル。アクリルは細かな繊維をもつ合成繊維のマイクロアクリルで、保湿に優れています。レーヨンは湿気（水分）を吸収する化学繊維です。このほかに、ポリエステルやポリウレタンなどの繊維も、少しですが使われています。

20年前にはシックハウスの原因物質も

　元の形状を記憶して、洗濯しても形が崩れず、しわだらけにしても元の形に戻る。ワイシャツなどでよく使われている「形状記憶繊維」です。記憶するという行為は普通、人間など生きものにしかできないはずですが、形状記憶繊維は繊維が形を記憶するのです。

　この繊維は、ブラジャーにも用いられています。洗濯すると曲がったり歪んだりしますが、この形状記憶繊維ならそんな心配はありません。そして、形状記憶は合成繊維

でも天然繊維でも可能です。

　ワイシャツの素材はさまざまですが、天然素材の綿は天然の高分子化合物（セルロース）です。製品にホルマリン混合ガス（ホルムアルデヒド）を吹き付けて架橋（橋を架ける）[*1]構造にすると、形状記憶繊維になります。

形状記憶繊維の仕組み ·······································

形状記憶繊維の衣類
拡大
折れても
戻る

普通の衣類
折れると
戻らない

　アイロンをかけなくても済むのは助かりますが、ホルムアルデヒドはシックハウス症候群の代表的な原因物質。人が吸い込むと危険な物質で、皮膚や粘膜への刺激だけでなく、発がん性も強く疑われています。

　着ると肌がチクチクする、首回りが赤くなるという人もいます。

　2019年、北海道消費者協会が行ったテストでは、形態安定加工（形状記憶）のワイシャツのホルムアルデヒドは、**洗濯すれば低減する**ことが分かりました[*2]。

*1　高分子化学やプラスチック化学の専門用語。高分子（ポリマー）を連結し、物理的・化学的性質を変化させる反応のこと
*2　WEBニッポン消費者新聞（2019年11月12日）

ここがポイント！

☑ 品質表示タグをよく見る

　繊維が水分を吸収しすぎて、皮膚が乾燥してしまうケースも。まれに化学繊維にアレルギー反応を起こす人もいるので、品質表示タグを確認して購入しましょう。

☑ 形状記憶シャツは洗濯してから着る

　着る前に、まずは1回洗濯しましょう。そして、赤ちゃんの衣類と同じ場所に入れないように気をつけましょう。

　新品でにおいが気になる衣類は、抗菌加工されているかもしれません。こちらも洗ってから着ることをおすすめします。

☑ 環境に優しいのは、　綿や麻などの天然素材

　フリースなど合成繊維でできた衣類は、洗濯すると細かなプラスチック繊維（マイクロファイバー）が抜け落ちます。それらが生活排水から流れ出て、海を汚染します。

　綿や麻など天然素材の衣類は人にとって着心地が良く、安全で、環境にも優しいのです。

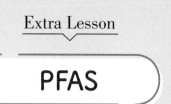

PFAS

　焦げつかない**テフロン加工のフライパン、ファスト**
フードの油をはじく包み紙……。

　有機フッ素化合物（以下**PFAS**^{*1}）は便利で、さまざまな
生活用品に使われています。

　ところが、それらの物質による飲料水や人体の汚染が
進んでいます。化粧品にも使われており、皮膚から体に
入るとなかなか排出できません。

全国平均より高い値発覚

　2020年8月末、筆者が関わる市民団体は、**PFAS**の高
濃度汚染が見つかった浄水所の配水区域住民を対象に
血液調査を実施。東京都府中市の府中武蔵台浄水所、お
よび同国分寺市の東恋ヶ窪浄水所の給水地域住民の協
力で調査がおこなわれました。

　その結果、全国平均^{*2}に比べて1.5〜2倍のPFASが
検出されました。

　PFASのなかで特に毒性が強いPFOSとPFOAはす
でに禁止されています^{*3}。しかし今回の調査で、汚染さ
れた水を長年飲んできた住民の血液からPFOSが検出
され、その代替物として使用されているPFHxSも全国平
均の27〜29倍と高い値で検出されたのです。

汚染源は基地の泡消火剤や家庭用品

　PFASのばく露源はどこにあるのでしょうか。

　沖縄県宜野湾市の米軍基地周辺住民のPFHxS濃度が全国平均の53倍も高かったのは、基地で使用されている泡消火剤などによる河川や土壌の汚染が原因とされています。多摩地域も、在日米軍司令部がある横田基地との関連が疑われます。

　PFASのばく露源となる家庭用品もいろいろあります。防水スプレーを使用すればPFASを吸い込みますから、子どもの近くでの使用は厳禁です。

　また、室内で水や汚れをはじくカーペットを使用していれば、ハイハイする赤ちゃんの口や皮膚から体内に入ります。

　PFASはスマートフォンの画面を滑りやすくする目的でも使われるほか、日焼け止めなどの化粧品にも入っています。

免疫機能に影響

　PFASはフォーエバーケミカル（永遠に残る化学物質）ともよばれ、環境中できわめて分解されにくく、土壌にも長期間残留します。その蓄積性の高いPFASが今日、先進諸国や日本人のほとんど全員の血液から検出されているのです。

その影響は、おとなではがん（精巣・腎臓）、高コレステロール血症、潰瘍性大腸炎などが指摘されています。子どもでは低出生体重、ぜん息などの免疫異常、甲状腺ホルモンのかく乱、脳の発達を脅かすといわれています。

妊娠中は特に注意を

ファンデーション、アイシャドー、口紅、シェービングクリームなど、多くの化粧品や家庭用品にPFASが含まれています。

日本では、化粧品に全成分表示のルールがあるといっても、企業秘密の成分や有効成分でないものには表示義務がありません。しかし、成分表示に「〜フルオロ〜」とある商品の使用は止めましょう。そして、**妊娠中はできる限り、日焼け止めや化粧品などは控えましょう。**皮膚から体内に吸収されることが、実験*4で確かめられているからです。ファストフードの包み紙を手で触るだけでも、皮膚から侵入するおそれがあります。

EUでは2023年1月、デンマークなど5カ国からREACH規則*5においてPFAS規制の提案が出され、化粧品や洗浄剤などの消費財も規制に含まれる予定です。

*1　4000種以上ある有機フッ素化合物の総称。PFASとよばれており、PFOS、PFOA、PFHxSもその一つ
*2　環境省が2011〜15年に実施した「化学物質の人へのばく露量モニタリング調査」の値
*3　PFOSとPFOAは残留性有機汚染物質に関するストックホルム条約（POPs条約）で09年、19年に製造・輸入・使用が禁止
*4　Franko J, et al. J Toxicol Environ Health 2012
*5　EUにおける化学物質管理規制

Chapter

2

食事・生活

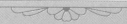

ドーナツ、ホワイトチョコ、マヨネーズ

　ドーナツにかかっている白い粉。きれいでおいしそうに見えますよね。あの粉は「パウダーシュガー」といいます。

　2015年、米国のドーナツチェーン「ダンキンドーナツ社」は、今後、パウダーシュガーには発がんの可能性のある増白剤（着色料）「二酸化チタン」を使用しないと発表しました。

　2020年、EUは食品添加物としての二酸化チタンの使用を禁止しました。

　日本ではまだ、この物質は食品を白くする添加物として使用が許可されています。

　しかし、食品添加物として使われる二酸化チタンの約半分が、実は"ナノ"物質だといわれています。そして、ナノ物質が容器にも使われていることも……。

　ナノ物質の危険性については、世界中で懸念が広がっています。

同じ物質がナノ化されると、毒性アップ！

ナノ物質は、前述したドーナツのパウダーシュガーのほか

- ・食品や飲料
- ・日焼け止め
- ・ファンデーション
- ・シャンプーやコンディショナー
- ・歯みがき粉
- ・食品の容器

など、私たちの身の回りにあるものにたくさん使われています。

ナノとは10億分の1を意味します。ちなみに、1ナノメートルは、針先の直径の約100万分の1と、かなりの小ささです。同じ物質でもナノ化されると、毒性が高まるといわれています。

二酸化チタンは、そもそも国際がん研究機関（IARC）で発がんの可能性のある物質（2B）に分類されており、アルツハイマーや不妊、腎臓病などの原因になる可能性が指摘されています。

この物質がナノ化されると、染色体異常や遺伝子への毒性も発揮します。

「大量に取り入れると、脳細胞がおかしくなる」と危険性を訴えている科学者もいるほどです。

容器の底にはりつかないマヨネーズ

　お話ししたように、世界中でナノ物質が、食品添加物、栄養成分、加工食品、飲料、食品包装などに使われているのが現状です。それも安全基準、表示義務、規則、管理がないままに。

　経済優先のかけ声で、安全性を十分に考慮しない製品開発の勢いはとどまることを知りません。

　ノンスティックナノライニングボトルという名前、聞いたことはありますか?

　これは新しく開発された技術です。容器の内面に、20ナノメートル以下のフィルムを貼ることで、ボトルの内面へばりついた最後のマヨネーズやトマトケチャップを取り出すのに、振ったり叩いたりする必要がなくなります。

　一見、便利と思われるかもしれません。ただし私たちは、ちょっとした便利さを得る代わりに、正体不明のナノ物質を含んだフィルムを一緒に食べるということなのです。

　このほかにも、健康効果をうたう食品にもナノカプセルが入っています。

　機能食品とは、「おなかの調子を整えます」「脂肪の吸収を高めます」など、健康に効果があると企業(事業者)の証拠を元に販売されている食品です。そうした製品には、ナノテクノロジーを利用した製品が多いのです。

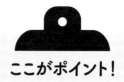

ここがポイント！

☑ "ナノ"をうたう製品に飛びつかない

- ナノ型乳酸菌○○○
- 高濃度ナノ水素水

など、"ナノ"のついた食品や飲料、お店で見かけることはありませんか。

こうした食品には、ビタミン、鉄、マグネシウムなどのミネラルや酸化防止剤などがナノ粒子（ナノカプセル）の形で加えられています。

2018年、スイスでは、ソース、ビスケット、朝食用シリアルなど56サンプルが調査されました。その結果、4分の1に酸化チタン、酸化ケイ素、酸化タルクといったナノ物質が検出されました。

ナノは

- 小さいので、細胞や組織に取り込まれやすい
- 毒性がきわめて高い

といった特徴があります。

現在、日本で販売されている食品に、ナノ物質がどのくらい入っているかはわかりません。ですから、ナノをうたう製品には簡単に飛びつかないようにしましょう。

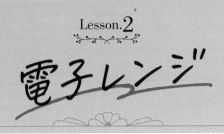

電子レンジ

「肉まんをパックごとレンジで温めたら、容器がぐちゃぐちゃに溶けた」

「レトルトパックのおかゆの封を切らずに電子レンジでチンしたら、破裂した」

「サツマイモにラップをかけてふかしイモを作ろうとしたら、発火した」

現代生活には欠かせない電子レンジ。便利さから、電子レンジですべての料理を作る人もいます。

電子レンジの事故は2014〜18年度の5年間で157件発生[1]。その半数以上が火災事故で、重傷事故も起きています。一方で、栄養成分の変化も指摘されています。

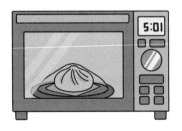

*1 　独立行政法人製品評価技術基盤機構（NITE）による調査

36

間違った使い方での事故

日本では「電子レンジ」とよばれていますが、マイクロ波という電磁波を出す装置（マグネトロン）を備えた家電であることから、外国では「マイクロウェーブオーブン」といいます。

マグネトロンで食品中の水分（水分子）にマイクロ波を照射すると、水分子が回転し振動します。この運動により互いに摩擦し合って熱を発生させ、食べものが温まるのです。

東京消防庁の実験では、肉まんを電子レンジで5〜12分間加熱すると、爆発的に燃焼。同消防庁は食品の水分が蒸発し、炭化が進行して発生した可燃性ガスが庫内に充満すると、食品の炭化した部分が帯電してスパークを起こすと推定しています。

プラスチック容器は使わない

最近は耐熱温度が高く、電子レンジに「使用可」と書かれたプラスチック容器が出回っています。

しかし、環境ホルモン問題で著名な米国のコルボーン博士は、「『電子レンジ可』とされていても、プラスチック容器は電子レンジには使用しないように」と警告しています。

その根拠は、電子レンジでの使用の可否は、容器からしみ出る化学物質ががんを引き起こすか否かが基準に

なっており、それ以外の健康影響を考慮していないから
だとしていました。

電子レンジで使えない容器

漆器、耐熱性のないガラス、金属容器、アルミホイル、耐熱温度
140度未満のプラスチック、ポリスチレン（PS）
＊弁当・総菜に使われるプラスチック容器の代表はポリスチレ
ン（PS）製とポリプロピレン（PP）製。ポリスチレン（PS）製
は耐熱温度が70 ～ 90度前後なので、電子レンジには使えませ
んが、耐熱性を高めた電子レンジ使用可の製品も。

食品の安全性は？

　海外では電子レンジによる食品の安全性への影響が研
究され、危険性を指摘する声もあります[*2]。
● 電子レンジで加熱、調理すると食品の栄養分が変質
● 乳幼児用のミルクを加熱すると、特定のトランスアミノ
　酸が変質[*3]
● 電子レンジで肉類を調理して、発がん性物質が発生
● 食品価値（ビタミンやミネラル）が劣化
● 電子レンジ加熱食品を食べ続けたら、血液や生理的退
　行（ヘモグロビン値やコレステロール値）が変化

＊2　リター・リー博士は、発がん性物質生成やパッケージから食品への毒性物質
の移行、栄養素破壊などの危険性を指摘しているが、米国食品医薬品局（FDA）は
認めていない
＊3　世界保健機構（WHO）はGuidelines 2007で粉ミルクを電子レンジで温め
るべきではないとしている

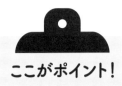

ここがポイント！

☑ 電子レンジの使い方に注意

こんな事例も報告されています。

- キャップ乳首をつけた状態の哺乳びんを哺乳びん用消毒バッグに入れて加熱。哺乳びんの内圧が上昇して破裂！
- 加熱しすぎて中身があふれ、やけどした。
- 「電子レンジ加熱式の湯たんぽ」が破裂。中身のジェルでやけどした。
- 生卵のままチンしたら、黄身が過熱されて破裂。
- ソーセージの周りを包む被膜が破れた。
- 金箔や絵付けがされている陶器や磁器で、火花が出た。
- 油の多い総菜を温めて、プラスチック容器が変形。汚れが発火の原因となるので、こまめに掃除しましょう。そして、電子レンジ内で発火したときには、ドアを開けないで電源を抜く、水をかけないように。

☑ ×プラスチック 〇耐熱ガラスか陶器

電子レンジにはできる限り、耐熱ガラス（耐熱温度140度以上）か陶器がおすすめです。無添加ポリエチレン（PE）とポリプロピレン（PP）製容器は原則使用可。ほかのプラスチック容器との見分けが難しいので、心配な人は避けましょう。

ラップ、クッションフロア

- ・ラップ
- ・バッグや財布
- ・消しゴム
- ・下敷き
- ・筆箱
- ・ファイル
- ・プラスチック製のおもちゃや人形
- ・クリアケース
- ・壁紙
- ・クッションフロア
- ・ソファ
- ・靴やサンダル
- ・車のシート

　といった素材の多くは、プラスチックの一種であるポリ塩化ビニル（PVC）、通称塩ビです。

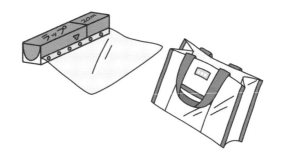

環境ホルモン溶出も

　塩ビ製品は身の回りにあふれています。ビニールレザー、ビニールクロスなど、「ビニール○○」とよばれるものの多くは塩ビ製品です[*1]。塩ビは各種のプラスチックのなかでも特に問題が多く、危険性が高いとされています。

危険性が高いプラスチック……………………………………

問題が多い
危険性大

気をつけたい
プラスチック

ポリ塩化ビニル
（PVC）

ポリスチレン（PS）
ポリカーボネート（PC）
ポリウレタン（PU）

問題が少ない
危険性小

比較的安全な
プラスチック

ポリエチレン（PE）
ポリプロピレン（PP）

　塩ビ製品をなるべく避けたい理由は3つあります。

①**燃やすと危険なダイオキシンが発生**の可能性があること。ただし、ごみ焼却炉は高温焼却対策が進み、排出量が軽減されている

②塩ビ製品から**発がん性物質の塩ビのモノマーが少しずつ溶出**すること

③環境ホルモン作用がある**プラスチック可塑剤（生殖毒性など問題が多いフタル酸エステルなど）がしみ出る**可能性があること

*1　スーパーなどのビニール袋（正確にはポリ袋）はポリオレフィン製（ポリエチレン<PE>・ポリプロピレン<PP>など）がほとんど

ラップで食品を包み、電子レンジはNG

　前述したように、塩ビ製品は可塑剤がしみ出る可能性があることも問題です。ラップ用の可塑剤にはアジピン酸エステルが使われていますが、この可塑剤も環境ホルモン作用が指摘されています。

　この点についても、日本ビニル工業会はホームページ上で、**食品包装で使われるラップから可塑剤が溶け出して食品に移る**ことを認めています。さらに「電子レンジを使用しラップをかけて調理する場合、ラップと食品が直接触れないように」と、注意喚起さえしています。

　製造企業でさえ、ラップが食材に接触した状態での電子レンジ使用は良くないと言っているのです。

床材のクッションフロア

　新しいアパートやマンション。室内の床のどこかには、クッションフロアが使われていませんか？　これは、塩化ビニール素材のシート状の床材です。手軽に敷けるメリットや耐水性がありますが、湿気がこもりやすく、劣化が早いというデメリットもあります。

　プラスチック可塑剤（フタル酸エステル）が少しずつしみ出てきて、目に見えなくても健康に影響を与えます。

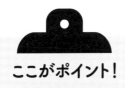

ここがポイント！

☑ ラップは塩ビ以外で

　市販されている家庭用のラップフィルムの多くは、塩化ビニリデン製で、塩ビの仲間です。食品に使うラップは、できるだけ塩ビではないものに。

　ただし、塩ビ以外のポリエチレン製ラップにも可塑剤は使われています。したがって、有害物質を少しでも体に取り込みたくない人は、「食材をラップに包み、電子レンジで」はやめて、蒸し器などで調理してみましょう。

☑ 床材や壁紙は自然素材を

　毎日生活するところの空気は大切です。室内空気の VOCs（揮発性有機化合物）の濃度が高くなると、化学物質過敏症やアレルギーなどの原因になります。

　赤ちゃんがハイハイする場所や子ども部屋などは、塩ビのフローリングの上に自然素材のマットなどを敷くとよいかもしれません。

Lesson.4

リサイクル
ペットボトル

　食品容器や包装紙には食品トレー、カップ麺の容器、ファストフード店でハンバーガーなどに使用される包装紙、哺乳びんなど、数多くのプラスチック製品があります。

　プラスチックごみの氾濫は、世界的な環境問題となっています。

　ペットボトルもその大きな要因の一つ。あまり知られていませんが、**有害物質がボトル内の飲料などにわずかに溶け出す可能性**も指摘されています。

　さらに、国内ではリサイクルペットボトルの利用率が86％と欧米に比べても非常に高く、安全性が気になるところです。

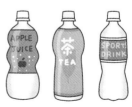

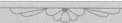

「食品接触材」に多くの有害物質

多くのプラスチック製品は食品に触れる可能性がある「食品接触材（FCM。食器や調理器具も含む）」として扱われ、欧州では管理規則があります。

スイスの食品容器包装協会[*1]は「FCMに使用される化学物質は1万2000種類。有害物質が多いにもかかわらず、安全性評価がおこなわれている物質は数えるほどしかない」と指摘しています。

食品容器に最も多く使われるプラスチックは、PET樹脂（ペットボトルに使用）です。透明性に優れ、強靭で、酸素や水蒸気などの気体を透過しにくいのが特徴です。比較的安全とされ、清涼飲料、調味料、酒類に使われています。

しかし、**ペットボトルは**

・**添加剤**
・**原料中の不純物**
・**製造工程における副生成物や分解物**

など、さまざまな化学物質を含有しています。

PET樹脂容器に入れて高温や長期保管は要注意

これらの化学物質が溶出し、製品に移行することを検証した研究「食品用ペットボトルから溶出する化学物質の摂取量の推定に関する研究」（2018年11月）が公表されています[*2]。同研究によると、PET樹脂を製造すると

きに使用する金属類の溶出が確認されていますが、溶出量はいずれも食品衛生法の基準値以下でした。

　一方で、PET樹脂の熱分解物であるアセトアルデヒド（動物実験で発がん性あり）やホルムアルデヒド（シックハウス症候群の原因物質）は、国内で流通する国産のミネラルウオーターで溶出が報告されており、その濃度は水道水中より高い値でした。この2物質は室内環境基準もある有害物質です。

リサイクル品からは高濃度で溶出

　使い捨てプラスチックの削減とともに、世界でリサイクルの動きも進んでいます。日本では100％リサイクルの商品もあるようです。

　しかし、英国のブルネル大学の研究で最近、リサイクルペットボトルから溶出する化学物質（アンチモンやビスフェノールA。ともに発がん性などが指摘される）の濃度は、未使用のペットボトルよりかなり高いことが明らかになりました[3]。

　同研究チームは、リサイクルペットボトルから150種類の化学物質が飲料中に溶け出していることも確認。**環境を守るためにはリサイクルは大切ですが、リサイクルペットボトルは推奨できません。**

[1]　Food Packaging Forum Foundation
[2]　大阪健康安全基盤研究所（尾崎麻子ほか）。「平成30年度食品健康影響評価技術研究成果発表会」
[3]　J of Hazardous Materials 2022

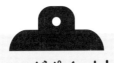

ここがポイント!

☑ ペットボトルの長期保管はしない

　3カ月から12カ月の実験で、ペットボトルの保管期間が長いほど、また温度が高いほど、PET樹脂の熱分解物の溶出量が増加することがわかりました。

　ペットボトルの長期保管、特に気温が上がる夏に高温になる場所で保管するのは避けましょう。

☑ プラスチックの使用をできるだけ減らす

　PET樹脂以外の食品接触材から溶け出す化学物質も、私たちの体（尿、血清、血しょう、胎盤、母乳など）から検出されています。

　これらに関連づけられている有害影響は、がん（乳がん、子宮内膜がん、卵巣がん、前立腺がん、精巣がん、甲状腺がん）、不妊症、ホルモンかく乱、発達障害、ほかにも神経系と免疫系への影響などがあります。

　自分の体を守るために、できる限りプラスチック容器の使用を減らしましょう。

プラスチック

突然ですが「プラスチック」って何でしょうか。

容器、ペットボトル、包装材、トレー、ラップフィルム、おもちゃ、消しゴムやバッグ……。私たちはたくさんのプラスチック製品に囲まれているので、あらためて聞かれると、すぐには答えられません。

英語のプラスチック（PLASTIC）には可塑性（固体に力を加えて変形させ、力を取り除いても元に戻らない性質）という意味があります。つまりプラスチックは、力や熱を加えていろいろな形を自在に作ることができる特性をもった製品の総称です。

プラスチックは主に石油から作られる合成樹脂で、化学では「有機高分子化合物」と言います。でんぷんやセルロースなどは天然の高分子化合物[*1]ですが、プラスチックは人工的に作った高分子化合物です。

衣類の合成繊維も、プラスチックの仲間。ペットボトルの素材は合成樹脂のポリエチレンテレフタレート（PET）でポリエステルの一種[*2]ですが、同じ素材を細い繊維にして織ると、冬に着る温かい衣類「フリース」になるのです。

あなたが着ているジャケットやズボン、Ｔシャツや下

着などに付いている品質表示タグを見てください。「ポリエステル○%」「ポリウレタン○%」「アクリル○%」などと書かれているものはすべて、異なった種類の合成繊維です。ですから、広い意味では合成樹脂や合成繊維、そして靴底やベルトなどに使われる合成ゴムもプラスチック（合成樹脂）の仲間なのです。

水俣病もプラスチックと密接に関係

　日本におけるプラスチック時代の始まりは第二次世界大戦中ですが、戦後最大の公害「水俣病」[*3]は、プラスチック時代の幕開けにプラスチック素材のポリ塩化ビニル（以下PVC）や化学肥料を大量生産し始めた工場が引き起こしたもの。

　いまではだれもが持っている合成皮革製のバッグですが、これらの原料はほとんどがPVCです。PVCの可塑剤生産のために触媒（それ自体は変化せず、化学反応を促進させること）として使われていた水銀が海に流されて魚を汚染し、それを食べた人が水俣病になったのです。

原料は中東などから運ばれる原油

　プラスチックの作り方について説明しましょう。
　①中東などからタンカーで運ばれた原油から、石油
　　（ナフサ）が生産される
　　↓

②石油化学工場でナフサから、プラスチックの原料と
なる合成樹脂の基礎材料（モノマー＝単分子）を作る
↓

③樹脂メーカーが同じモノマー同士、あるいはほかの
モノマーと化学反応させて、合成樹脂（ポリマー＝高
分子）を作り、成形工場に運ばれる
↓

④ ③にさまざまな添加剤をいくつも加える
（柔らかくするための可塑剤、熱や酸素、光による劣化を防ぐた
めの安定剤、酸化防止剤、燃えにくくするための難燃剤、静電
気の発生を防止するための帯電防止剤、プラスチック強度を
増すための架橋剤など）

　問題は④。添加剤はプラスチック素材との結合が弱
いので、製品から簡単にしみ出てくるおそれがあります。
それが人体に入り、健康に悪影響をおよぼすことがわ
かってきました。
　プラスチックの開発と製造にまい進してきた国や企業
にとって、プラスチック添加剤の人体への影響は想定外
でした。

＊1　高分子化合物とは、分子数の小さな分子（モノマー）が多数結合（重合）し
てできる大きい物質（ポリマー）
＊2　ポリエステルは衣類やペットボトルになる。ポリエチレンは食用ラップやご
み袋などになる
＊3　チッソ株式会社水俣工場が、水銀を含む工場排水を水俣湾に流した

Chapter

3

健 康

避妊パッチ 避妊薬

避妊用ピルは、女性ホルモンである

・エストロゲン（卵胞ホルモン）

・プロゲステロン（黄体ホルモン）

を合わせた薬です。避妊パッチ・避妊薬などがあります。

日本では、避妊用のピルは薬局に行っても、医師の処方箋がないと買えません。

しかし、時代はネット全盛。輸入品で「超低用量で安全」という宣伝文句のピルは、国内で未認可のものでもインターネットで購入することができます。

軽い気持ちで購入すると、処方箋なしで入手したことになり、事故が起きても自己責任になってしまいます。その結果、健康被害が続出し、死亡例も出ています。

健康被害は世界規模で

現在主流の「第四世代ピル」[*1]も、副作用の被害者が数多く出ています。

第四世代ピルは英国で2003年に「超低用量ピル」として売り出され、一時は妊娠可能な女性の1%に利用が広がりました。

主な製品には経口錠剤（商品名「ヤスミン」「ヤーズ」など）と、湿布薬のように体に貼る5センチ四方の「避妊パッチ」（商品名「エブラ」など）があります。

日本では「ヤーズ」が、月経前症候群（PMS）や月経困難症の治療薬として10年に認可されましたが、「ヤスミン」や「エブラ」は未認可です。

10年前、朝日新聞デジタル版（13年12月17日付）で、「ピルの副作用、血栓に注意を　5年で11人死亡例」の記事が配信されました。**08年〜13年までに、日本で低用量ピルを使用した女性のうち、血が固まりやすくなる血栓の重症例が361件、うち11人が死亡**したのです。

カナダでも07年〜13年の間に、「ヤスミン」や「ヤーズ」が原因とされる死亡が23件起き、副作用の報告が600件に。英国でも深刻な副作用報告が相次ぎ、使用者が激減しました。

11年に米国食品医薬品局（FDA）は経口避妊薬、避妊リング、避妊パッチなどの一部製品で、血栓リスクが著しく増加すると警告しました。

2015年、避妊パッチの製造メーカーは米国で、「エブラ」の製造中止を発表しました。しかし、その直後からそれを真似したジェネリック製品（後発品）が出回り、ネットで簡単に入手できます。

ホルモン補充療法で乳がんリスクが高まる？

　実際に避妊パッチを貼った女性は、普通のピルの錠剤を服用した女性に比べて、60％も高いレベルのエストロゲンにさらされています。しかしそのことは、消費者には知らされていません。

　近年、更年期障害などの治療にホルモン補充療法（HRT）がおこなわれ、先進諸国で同治療を受けた女性はこれまでに何百万人ともいわれています。しかし、大規模な疫学調査の結果、乳がんリスクを高める可能性は無視できないとされています。

　合成女性ホルモンを含む製剤は、使用後数十年たって初めて副作用の有無がわかるのです。そして、合成女性ホルモン剤は体内で作られる天然のホルモンと違い、深刻な健康被害を引き起こす可能性があります。半世紀近くの時間をかけて何百万人もの被害者が出て、これらがようやく世界で認められてきたのです。

＊1　2000年ごろから出回っているのが第四世代ピル。世代が進むにつれて新しい副作用が発生し、必ずしも改良してより安全になったとは言えない

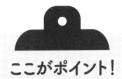

ここがポイント！

☑ このような症状が出たら ピルの副作用かも !?

- ・吐き気
- ・乳房の張りや痛み
- ・激しい頭痛
- ・血栓症
- ・心筋梗塞
- ・脳梗塞
- ・不正出血
- ・むくみ
- ・手足やふくらはぎの痛みと痺れ
- ・急に視力が低下する
- ・突然の息切れや胸の痛み　など

☑ ピルに適さない人、注意が必要な人

- ●妊娠中、もしくはその可能性がある
- ●乳がんや乳房結節、子宮がんや子宮筋腫
- ●血栓症の持病がある
- ●腎臓の働きが悪く、カリウムの排せつが遅れる
- ●手術の予定がある
- ● 40 歳以上　●喫煙者　●片頭痛
- ●肥満、糖尿病、高血圧、心臓病などがある

☑ 宣伝を鵜呑みにしないこと

　「避妊パッチはお腹に 1 枚貼るだけ」という簡単・安全・安心をうたう宣伝を安易に信じないようにしましょう。

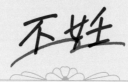

不妊

　近年、乳がんや子宮内膜症などが増加し、環境ホルモン[*1]の女性への生殖影響として注目されてきました。

　特に最近話題となっているのが「多嚢胞性卵巣症候群（PCOS = Polycystic Ovary Syndrome)」です。不妊の大きな原因になっており、米国では生殖可能な年齢である女性の6 ～ 12%、日本では5 ～ 10%といわれています。

　この疾患は、2012年に世界保健機関・国連環境計画（WHO ／ UNEP）がまとめた「内分泌かく乱化学物質の科学の現状」の中でも注目されています。

　一方、プラスチックに含まれるビスフェノールA（BPA）などの環境ホルモンの影響も疑われ始めています[*2]。

*1　環境にあふれる人工化学物質のなかで特に女性ホルモン作用をもち、体内のホルモンの作用をかく乱する物質
*2　Rutkowska A, et al. Gynecol Endocrinol 2014

PCOS—ネックレスサイン

　日本でも最近、婦人科の医師が超音波診断でよく目にするというのは、卵巣の内側に、卵がネックレスのように丸く輪になって並んでいる「ネックレスサイン」です。

卵巣の超音波診断でよく目にする「ネックレスサイン」

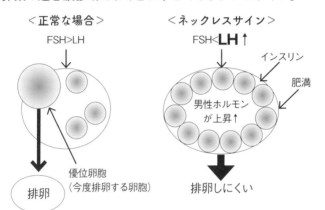

（聖マリアンナ医科大学病院生殖医療センターHPより）

　本来ならば、健康な若い女性の卵巣の中では、卵細胞が一つずつ大きくなり、2㎝ぐらいになると破裂して排卵します。それが「月経」です（上図左）。

　しかし、**多嚢胞性卵巣症候群（以下PCOS）の患者の卵巣では、小さな卵がたくさんできていて成熟せず、排卵しにくいので、妊娠が難しくなる**のです（上図右）。

　患者の血液中の男性ホルモン濃度が上昇しており、多

毛、ニキビ、低い声などが目立ちます。肥満や２型糖尿病、子宮内膜がん、心血管疾患などとも関連しているとみられています。

　産婦人科では、PCOSの診断は
①月経異常
②多嚢胞性卵巣
③血中男性ホルモンが高値、またはLH（黄体ホルモン）基礎値高値かつFSH（卵胞刺激ホルモン）基礎値が正常
の３つを満たした場合とされています。
　論文[3]には「PCOSの女性は、プラスチックの原料として大量に使用されているビスフェノールＡの血清中の濃度が高い」との記述がありました。

　本来、女性にも男性にも、男性ホルモンと女性ホルモンの両方がありますが、女性の体内にある男性ホルモンレベルは男性の体内におけるレベルの10分の１〜20分の１程度です。
　最近増えている女性の生殖系の病気には、乳がんや卵巣嚢腫、副腎腫瘍などいろいろあります。それらのなかでPCOSや月経前症候群（PMS）の患者は、血液中の男性ホルモン（テストステロン）濃度が黄体期に高いという報告[4]もみられます。

＊3　konieczna A, et al. Reprod Toxicol 2018
＊4　Eriksson E, et al. Psychoneuroendocrinology 1992 ; Lombardi I, et al. Gynecol Endocrinol 2004

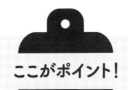

ここがポイント!

☑ やせすぎや精神的ストレスに注意!

日本でも近年、PCOSによる排卵障害が不妊の大きな原因になっているとみられています。

月経不順や月経前症候群で悩んでいる女性のなかには、無排卵月経といって排卵が起こらないまま予想より長かったり、または短い期間で次の月経を迎えるケースがよくみられます。

若いときには単純な月経不順でも、結婚後に妊娠できず、そのときにPCOSと判明することも……。

やせすぎは脳の視床下部の働きを低下させ、「視床下部性排卵障害」の原因にもなりますので、やせることを喜んでばかりはいられません。

仕事が忙しい人は精神的なストレスを抱え、急激に体重が減ることもありますので、体調管理には気をつけてください。

月経前症候群 (PMS)

　生理が始まる1週間ぐらい前から起こる心や体の不調が月経前症候群（PMS = premenstrual syndrome）です。日本産婦人科学会によれば、女性の約80%が感じています。

　症状は以下のようにさまざまです。

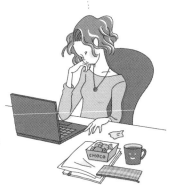

- ・イライラする
- ・日中眠くて仕方がない
- ・ボーッとする
- ・だるい
- ・下腹部痛
- ・頭痛
- ・腰痛
- ・むくみ
- ・胸が張る
- ・ニキビや肌荒れ
- ・食欲不振

原因はホルモンのアンバランス？

　日本産婦人科学会のホームページでは、「月経前症候群（PMS）の原因は、排卵から月経までの黄体期に、エストロゲン（卵胞ホルモン）とプロゲステロン（黄体ホルモン）が分泌されますが、黄体期の後半にそれらのホルモンが急激に低下し、脳内のホルモンや神経伝達物質の異常を引き起こすため」としています。日常生活に支障をきたすほど強いPMSを示す女性も5％ほどいるとのこと。

　和歌山県立医科大学は2017年、「出生前に胎内で浴びる男性ホルモンが多いほど、女性の月経前症状が重くなる可能性がある」との研究結果をスイスの国際的学術誌に発表しました[1]。

　そのほかにも、PMSが重い女性は男性ホルモンレベルが高いと指摘する論文もあります[2]。

　確かなことはまだわかっていませんが、PMSの女性は体を支配している女性ホルモンと男性ホルモンのバランス、女性ホルモンのなかでも**エストロゲン（卵胞ホルモン）とプロゲステロン（黄体ホルモン）のバランスに乱れが生じているかも**しれません。

　現代社会は、生活環境中に女性ホルモン作用の強い人工化学物質（環境ホルモン）があふれています。それらが人体の女性ホルモンの働きをかく乱している可能性があります。

薬剤治療の前に栄養改善とストレスケア

治療には、薬に頼らない方法と投薬があります。薬を使わない治療は、主にストレスの軽減を中心としたセルフケアです。薬による治療では、排卵抑制治療（排卵を抑える治療法）や鎮痛剤、利尿剤などが処方されます。

欧米は患者数が多く、英国では月経前症候群協会（NAPS）が設立され、きめ細かい段階的な治療ガイドラインが作成されています。

薬剤による治療の前に、第1段階で栄養改善、第2段階でストレスケアが指導されます。

重症の患者には、第3段階で心理学的手法がとられ、認知行動療法や抗うつ剤の使用、経口避妊薬や避妊パッチなどを使った月経周期抑制などの治療が施されます。

薬に頼らない治療方法を推奨しているNAPSでは、**月経を避妊薬で制御する治療は、あくまで最終手段**です。

英国と日本の PMS 治療ガイドライン

治療	イギリス月経前症候群協会（NAPS）	日本産婦人科学会
1段階	栄養改善（食物繊維の多いでんぷん類、果物、野菜の摂取。脂質、砂糖、塩、カフェイン、アルコールを減らす。定期的な運動）	ストレスから自分を解放するセルフケア
2段階	ストレス管理（ヨガや瞑想）、カウンセリングなどのサポート。補完療法（チェストツリー）、ビタミン・ミネラル補充（ビタミンB6、マグネシウム、カルシウム）	排卵抑制治療（排卵を抑えるために経口避妊薬などを処方）
3段階 重症者のみ	心理学的方法（SSRI系抗うつ剤、認知行動療法）、月経周期抑制（経口避妊薬・避妊パッチ）	

＊1　朝日新聞デジタル版（2017年11月1日付）
＊2　Erikson E, et al. Psychoneuroendocrionology 1992

ここがポイント！

☑ 大豆製品で軽減

　日々の生活では、できるだけストレスを軽減するように心がけましょう。

　豆類などに含まれる植物由来のエストロゲンは、石油由来の化学物質からしみ出てくる環境エストロゲン（環境ホルモン）の悪い作用を軽減するといわれています。食事の改善には、植物エストロゲンを含む大豆製品などを多くとるといいでしょう。

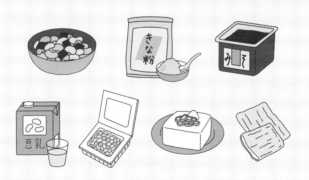

64ページからのLesson.4もあわせて読んでみてください。

ホルモンバランス

美と健康に関わる重要な役割を果たしているのが女性ホルモン（エストロゲン）です。
- ・記憶力や集中力に作用
- ・肌や髪のハリ・潤い
- ・骨の密度を保つ
- ・自律神経に作用
- ・女性らしい体つきをつくる

など、女性にとって最も大切なホルモンです。

しかし、環境中に含まれる人工エストロゲンにより、体内のホルモンの働きがかく乱されるおそれがあります。
エストロゲンの過剰は、
- ・むくみ
- ・神経過敏
- ・不眠症

を引き起こし、さまざまな病気や不調の原因にもなります。
また、エストロゲンは、細胞の成長を刺激する性質をもつので、過剰になると乳がんなどのリスクを高めるとされています。

人工エストロゲンが体内のホルモンをかく乱

　エストロゲンには、私たちの体内で作り出される天然のエストロゲンのほかに、家畜へのホルモン剤や避妊薬、更年期障害などの治療で投与される医薬品など、人工的に作られたエストロゲンがあります。そのほか、プラスチック製品などからさまざまなエストロゲン様の物質（環境ホルモン）がたえずしみ出てきています。

　これらの**人工エストロゲンとそれに似た働きをもつ物質が体内の天然エストロゲンに悪影響を与え、ホルモンの働きをかく乱**。その結果、エストロゲン過剰を原因とする女性特有のさまざまな病気が発症するとしている医師もいます。

健康な体に不可欠なのはホルモンのバランス

　全米でベストセラーになったジョン・R・リー著[*1]『医者も知らないホルモン・バランス』は、女性の健康を考えるさいに知っておくべき重要な情報が数多く記されています。

　リー博士は、医薬品を含めて環境中から人工エストロゲンを過剰に体内に取り込むと「エストロゲン優勢」になり、さまざまな病気の原因になると警告しています。

　体内の女性ホルモンは大きく分けて
　・エストロゲン（卵胞ホルモン）

Chapter 3 健康

*1　ジョン・R・リー著『最新改訂増補版　医者も知らないホルモン・バランス』(2010)『続・医者も知らないホルモン・バランス』(2000) ともに中央アート出版社

・プロゲステロン（黄体ホルモン）

の2種類あります。両者は微妙なバランスを保ちながら、女性の健康を維持しています。

バランスが崩れて「エストロゲン優勢」になると、さまざまな症状に悩まされます。

そうならないためには、**人工エストロゲンの摂取経路を知り、必要以上に体内に入れない**こと。合成ホルモン剤を投与されている輸入牛肉を頻繁に食べていたり、プラスチック製品に囲まれていると、人工エストロゲンにさらされます。

更年期障害の治療のホルモン補充療法（HRT）や避妊用ピルは人工エストロゲンやプロゲステロンが使用されています。医薬品は安全だと油断しがちですが、**薬の中に含まれる人工エストロゲンは、体内のホルモンバランスをかく乱するおそれ**があります。

エストロゲン優勢時の症状や病気

症状	病気
頭痛、乳房の痛み、冷たい手足、不安、生理不順、もの忘れ、むくみ、新陳代謝低下、初潮の早期化、むら気、動揺、もうろうとした思考、老化現象の加速化、前更年期症状、じんましん、発疹、鼻づまり、目の渇きなど	乳がん、子宮がん、子宮筋腫、浮腫、不妊、脂肪蓄積の増加、骨粗しょう症、月経前症候群、前立腺がん、胆嚢疾病、血液凝固の増加、過敏症、関節炎、ぜん息、アレルギー、紅斑性狼瘡（全身性エリテマトーデス）・甲状腺炎・シェーングレン病などの自己免疫疾患など

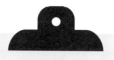

ここがポイント！

☑ 大豆製品やゴマの摂取を

　リー博士（65ページ参照）は「ハーブなどの植物エストロゲンは、穏やかに効く天然のエストロゲン。環境から過剰にエストロゲンが入ってくるときには有益である」としています。

　よく知られている植物性エストロゲンはイソフラボンで、多く含む食品は納豆や豆腐などの大豆製品です。リグナン（セサミンなど）も植物性エストロゲンで、ゴマなどに含まれています。これらの食品を積極的に摂取するとよいでしょう。

☑ 化粧品やプラスチック、食生活にも気を配る

　毎日のようにメイクすると、エストロゲンレベルが上昇する可能性があります。

　なお、女性ホルモン作用をもつ環境ホルモンの約半分は農薬です。そのため、食生活にも注意が必要です。

Lesson.5

加熱式たばこ

「加熱式たばこ」は、Heat-Not-Burn（ヒートノットバーン）といわれる「加熱するが燃やさない」たばこです。

・副流煙がない

・室内の空気を汚さない

・有害性が低い

をうたい文句に、2013年以降、メーカーが競って販売を始めました。

加熱式たばこは、紙巻きたばこのような煙やおいが少ないのが特徴です。たばこの葉を燃やさず、電気で温めてたばこの成分だけを吸います。

急速に売り上げを伸ばし、IQOS（アイコス）の世界シェアの80％以上を日本が占めています。

受動喫煙の問題が騒がれる昨今、職場では紙巻きたばこ、自宅では加熱式たばこと使い分けて併用する人が増えているようです。

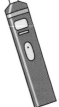

発生するのは有害成分

「たばこ事業法」で認可されている加熱式たばこは、たばこの葉を電気で加熱し吸引するため、たばこの葉に含ませたグリセリン類が熱せられ、煙とは違ったエアロゾル（固体または液体の微粒子が気体中に浮遊している状態）を発生させます。

加熱式たばこから発生するのは無害な蒸気ではなく、**ニコチンを含む有害な成分**。ただし燃やさないので、タール量は紙巻きたばこに比べて大幅に減ります。

一方、電子たばこはたばこやミント、フルーツなどの味と香りをつけた溶液（リキッド）などを加熱吸引するもので、ニコチンを含むものと含まないものがあります。

ニコチン入りの電子たばこは、日本では「医薬品医療機器法」（旧薬事法）で不認可となっており、ネットを通じて海外から輸入する人もいます。

加熱式たばこと電子たばこの違い

分類	使用法	特徴
加熱式たばこ（たばこペイパー、蒸気たばこ）	タバコの葉を電気で加熱して吸引（直接加熱するものと、間接的に加熱するものがある）	「たばこ事業法」で認可。タバコの葉に含ませたグリセリン類が熱せられ、ニコチンを含む有害物質のエアロゾルを発生
電子たばこ（VAPE＝ベイプ）	タバコやミント、フルーツなどの味と香りをつけた溶液（リキッド）などを加熱して吸引	ニコチン入りとニコチンなしがあり、ニコチン入りの電子たばこは、日本では「医薬品医療機器法」（旧薬事法）で不認可

加熱式たばこを吸えば、副流煙による受動喫煙のリスクは減らせるのでしょうか。

実験の結果、加熱式たばこを吸っている人から2メートル以内で、PM2.5が100〜800 μg／m^3（単位 μg／m^{3}は24時間の平均値）も確認されました。

PM2.5は、150 μg以上になると健康に悪影響のレベルとされています。一見、副流煙（たばこから立ちのぼる）は発生しないものの、紙巻きたばこによる受動喫煙に相当する汚染レベルです。

現在、日本で最も普及している加熱式たばこは、フィリップモリス社が販売するIQOSです。

IQOSの主流煙（たばこを吸う人が直接吸い込む）中のニコチンの量は、紙巻きたばこの約半分〜同程度あります。そのほかの有害物質のばく露量はかなり下がりますが、ニコチンの量はそれほど下がりません。

米国食品医薬局（FDA）や英国のリスク評価（2015年）では、「IQOSから発生する有害成分は低減しているが、紙巻きたばこよりも健康リスクが低いとはいえない」としています。

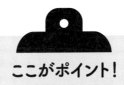

ここがポイント!

☑ 乳幼児の近くで吸わない

　加熱式たばこは煙が目に見えないから油断しがちですが、乳幼児の近くで吸うのは要注意です。これまで自宅のベランダで紙巻きたばこを吸っていた人が、加熱式たばこに替えて室内で吸い始めると、乳幼児を発がん性物質にばく露させることになります。

☑ 飲食店や公共の場は禁煙

　03年、受動喫煙対策の努力義務（第25条）を盛り込んだ「健康増進法」が施行されました。2020年4月に全面施行された改正健康増進法では、加熱式たばこは禁煙場所での使用が禁じられていますが、喫煙室では使用できます。経過措置としては、加熱式たばこ専用喫煙室では飲食などをしながらの使用が可能とされています。つまり、屋内、屋外を問わず禁煙になっている公共の場所では、加熱式たばこも原則禁止になったのです。

　自分の家は公共の場所でないからと、安易な気持ちで使用しないように。

「リーキーガット」(腸もれ)症候群

　最近、「香害」として問題視され始めた香りつき合成洗剤ですが、合成洗剤には香り以外にもいろいろな問題があります。

　ここでは合成洗剤に含まれる界面活性剤の問題を取り上げます。混ざり合わない水と油の界面(表面)に働きかけて混ざり合う(乳化)ようにするのが界面活性剤で、食品添加物の「乳化剤」にも含まれています。その結果、身近な現代病「リーキーガット」(腸の粘膜に穴が開き、異物が血管内に漏れ出す状態)との関連が指摘され始めています。

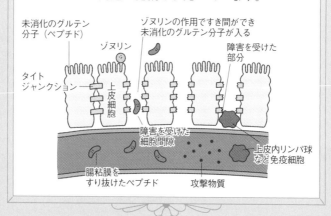

未消化のグルテン
分子(ペプチド)

ゾヌリン

ゾヌリンの作用ですき間ができ
未消化のグルテン分子が入る

障害を受けた
部分

タイト
ジャンクション

上皮細胞

障害を受けた
細胞間隙

上皮内リンパ球
など免疫細胞

腸粘膜を
すり抜けたペプチド

攻撃物質

1970年の「せっけん運動」

合成洗剤の使用で手が荒れたり、かゆくなった経験はありませんか。それは、合成界面活性剤が細胞の隙間を開くことで、皮膚のバリアが破壊されるからです。有害物質が体内に侵入しやすくなるので、皮膚が防御反応を起こすのです。

合成洗剤が日本に初めて輸入されたのは1950年。70年代には川に流れ出た洗剤が泡立ったり、手荒れを訴える人が増えました。生物や環境への影響が問題視され、「合成洗剤をやめて、せっけんの使用を」と訴える市民運動が盛り上がりました。

せっけんも合成洗剤も、主成分は同じ界面活性剤ですが、**せっけんは動植物の油脂から作る天然の界面活性剤で、合成洗剤は石油から作る合成界面活性剤**です。

合成界面活性剤の成分には、化学物質排出移動量届出制度（PRTR）[*1]で第1種有害物質に指定されている化学物質が何種類もあり、人の健康を損なうおそれがあります。にもかかわらず、市販されている洗濯洗剤や台所用洗剤、シャンプーやボディーソープ、歯みがき剤などに合成界面活性剤が入っています。

また、食品添加物の乳化剤としても界面活性剤が使われ、マーガリン、ホイップクリームの代替商品、ドレッシング、缶コーヒーなどに使用されています。

破壊されるのは皮膚だけではありません。腸の粘膜には異物を通さないためのバリアがありますが、ひとたび

バリアが破られるとバクテリア、ウイルスなどが血液中に入ってしまいます。普通なら吸収されない未消化の高分子物質（牛乳、卵、小麦などに含まれるたんぱく質）もそのまま体内に入り、アレルギー反応を引き起こします。

「リーキーガット」症候群とは

石油由来の合成界面活性剤の登場から半世紀以上がたち、アレルギーや自己免疫疾患など原因不明の現代病がまん延しています。

原因の一つとして注目されているのが「リーキーガット」症候群です。

代表的な原因物質は小麦のグルテンですが、それ以外にも、ステロイド剤やピルなどの医薬品、アルコール、ストレスや人工化学物質なども原因になるといわれています。しかし、合成洗剤や乳化剤などの界面活性剤が腸に影響することは、30年前から指摘されています。最近の論文[2]でも、食品添加物の乳化剤が腸のバリア機能を壊し、アレルギーや自己免疫疾患などの病気の原因となる腸の透過性を増すと指摘されています。

世界的な科学雑誌『ネイチャー』[3]は、食品添加物の乳化剤はマウスの腸内細菌に影響を与え、腸の炎症やメタボリックシンドロームを促進すると伝えています。

---

[1]　有害性が疑われる化学物質の排出、移動を把握する仕組み
[2]　Csaki.KF Medical Hypotheses 2011
[3]　Chassaing B et al. Nature 2015

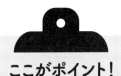

ここがポイント！

☑ 洗剤はせっけん由来で

　合成界面活性剤には作用が強いものから弱いものまであり、私たちはさまざまな種類を体に取り込んでいます。そのどれもが多かれ少なかれ、皮膚や腸の透過性を高めるため、腸に影響が現れても不思議ではありません。

　腸のバリア機能を守るために、できる限り乳化剤入りの食品や飲料はやめましょう。食器や衣類を洗うのはせっけん由来の洗剤にして、浸透性や透過性をうたう化粧品の使用を避けることも大事です。

食品添加物の乳化剤（例）

レシチン	マヨネーズ、アイスクリーム、マーガリン、調製粉乳
グリセリン脂肪酸エステル	マーガリン、乳製品、乳飲料
ショ糖脂肪酸エステル	ホイップクリーム、ケーキ、清涼飲料水、カレールウ
ポリソルベート	クリーム代替品、ドレッシング、アイスクリーム、ショートニング
サポニン	清涼飲料水、酒類、乳製品、菓子

食品衛生の窓（東京都の食品安全情報サイト）より一部抜粋

Lesson.7

線維筋痛症 (FM)

「コーヒーカップどころか、紙１枚持つだけでも痛みが走る」

など、全身の耐えがたい痛みに長期間悩まされる難病が線維筋痛症（FM）です。

痛みのほかにこんな症状もあります。

- ・疲労感
- ・関節のこわばり
- ・不眠
- ・気分障害

線維筋痛症は、近年、患者が増えつつある現代病の一つです。患者の８割が30〜50代の女性で、日本の患者数は200万人以上と推定されています。

診断の決め手となる検査所見がなく原因不明で、治療法がいまだ確立していません。命にかかわる病気ではないとはいえ、日常生活に支障をきたすこともあります。

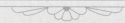

疑われる原因に幼少期の虐待やストレス

線維筋痛症（以下FM）は乳がん手術後や、小さいときに親からの虐待を受けた子がおとなになって発症するケースがあり、ストレスフルな現代社会で**別離、事故やけが、愛する人の死など極端な精神的ショックを伴う出来事の影響**が疑われています。

虐待被害にあった子どもは、免疫機能の要でもある胸腺が萎縮するともいわれています。筆者が知るある女性は幼少期に親からの虐待を受け、中年期以降にFMを発症しました。自らの病気のルーツを探り、幼少期の心的ストレスが中年期のFMにつながったのではないかと考えて本にまとめました[*1]。

1500年以上の歴史がある東洋医学では、「痛みとは心の過剰な緊張が筋肉の異常な緊張（痛み）となって現れた病態」とみていますが、**幼いときに受けた虐待などの精神的ストレスやさまざまな環境要因が、FMの発症に関連する**ようです。

有害物質の脳への蓄積も原因？

一方、国民の約20人に1人がFMという英国の国民保健サービス（NHS）[*2]は、FMの原因として脳内に溜まった有害物質が神経機能を狂わせ、痛みの信号だけでなく、さまざまな刺激に過剰反応するとする見方をあげています。それは「中枢性過敏症候群（CSS）」[*3]として、海外

ではよく知られています。

　米国ではFMは線維筋痛症候群（FMS）として慢性疲労症候群（CFS）、多種化学物質過敏症（MCS）、過敏性大腸症候群（IBS）などと並び、疼痛や疲労、睡眠障害や便通異常など多様な不定愁訴を訴える環境由来の病気（Environmental Illness）とみています。

　人工化学物質や不自然な食べもの、プラスチックのあふれるいまの生活が、さまざまな現代病を生んでいる可能性があるのです。

欧米でも注目される東洋医学

　現在、原因不明で治療法もない難病を患っている人や最新の治療を受けているのに病気が治らない人など、多くの人が西洋医学の治療法に限界を感じています。

　そのなかで、欧米では近年、**鍼灸治療が鎮痛効果とともに精神安定作用をもたらし、症状改善の効果があるとの期待が高まっています**。神経興奮伝達を遮断するブロック療法、痛みの部位を刺激する刺激鎮痛法、手術、運動療法など、さまざまにおこなわれてきました。英国のNHSも鍼は痛みの治療に有効であるとしており、FM患者の25人に1人が鍼治療を受けています。

＊1　小田博子『虐待被害者の味方です』（高文研、2019年）
＊2　National Health Service, UK
＊3　水野玲子・小田博子「CS（中枢性感作）とCSS（中枢性過敏症候群）」、『えんとろぴい』第80号（エントロピー学会、2019年）

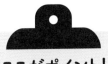

ここがポイント！

☑ ストレスを溜めない

　ストレスは精神的なものでも体に影響し、病気を引き起こします。日々のストレスを溜め込まないようにすることが、病気の予防には大事です。

　ほかにも人工的な化学物質や電磁波など、不自然な環境の影響をできる限り減らすよう心がけましょう。

ストレスや化学物質も原因に

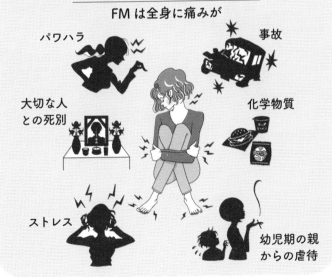

FM は全身に痛みが

パワハラ

事故

大切な人
との死別

化学物質

ストレス

幼児期の親
からの虐待

Chapter

3

健康

女性ホルモン作用

　20年ほど前に話題になった「環境ホルモン」。女性ホルモン作用をもつものが多いといわれています。

環境ホルモンはなんと800種類以上！

　環境ホルモン（内分泌かく乱化学物質）とは、私たちの体のホルモンの働きを狂わせる人工化学物質のことです。

　ヒトの体内では100種類以上のホルモン（またはホルモンに似た成分）が働いていますが、プラスチックや生活用品に含まれている化学物質のなかには、体内に入ると、正常なホルモンの働きを狂わしてしまう物質があります。それが環境ホルモンです。

　人工化学物質の数は増え続けており、いまでは2億種類を超えました。環境ホルモンはわかっているだけでも、800種類も！　特に女性ホルモン（エストロゲンなど）作用をもつものが多く、男性を男らしくする男性ホルモン（テストステロンなど）の働きを弱め、女性化させます。

がんや不妊の増加

　環境ホルモンは、次にあげる疾病との関連が疑われており、子や孫の世代まで影響が及びます。

◇乳がん、前立腺がんの増加

　先進諸国で、ホルモン依存性がん[*1]である乳がん、卵巣がん、精巣がん、前立腺がんなどが増加しました。日本の乳がんの罹患者数は、およそ40年間（1975〜2019）で約9倍に[*2]。9人に1人が生涯で乳がんになるといわれています。

◇精子数は6割減少！

　1973〜2011年までの約40年間、欧米などでは男性の精子数は59％も減少[*3]。男性ホルモン濃度も毎年約1％減少していることが明らかになりました。

◇男児の女性化

　先天奇形のなかで、ヒトの「メス化の指標」とされているのが、男児の尿道下裂（尿道の形成異常）や停留精巣（精巣が陰嚢内に位置しない状態）です。この半世紀にわが国で尿道下裂は約9倍[*4]に増え、デンマークでは停留精巣が9倍以上に増加しています。

◇子どもの発達障害

　環境ホルモンがヒトの脳神経の発達に干渉し、認知機能やIQ低下などを引き起こすことが指摘されています。動物実験では、親マウスが妊娠中に難燃剤（PBDE：ポリ臭化ジフェニルエーテル）にばく露すると、母親の甲状腺ホルモンレベルが変化し、仔マウスは多動になります。人でも起きる可能性があります。

◇不妊症・不育症の増加

　2021年時点では4.4組に1組のカップルが不妊の検査や治療を受けたことがある[*5]とされ、不妊に加えて不育症（妊娠継続ができない）も増えています。

ビスフェノールA（BPA）ほか
環境ホルモンを減らす7つの方法

＊オシャレ

1）妊娠中は、化粧品の使用を最小限にする

2）香料が使われていない化粧品、シャンプー、ボディソープをなるべく選ぶ

＊食事

3）できるだけ無農薬のものを食べる

4）加工食品よりも生鮮食品をなるべく使う

5）プラスチック容器・包装の使用を減らす

＊生活

6）抗菌製品・塩ビ製品・防水スプレーはできる限り使わない

7）特に妊娠中の人や子どものいるところでは、殺虫剤の使用を避ける

＊1　がん細胞の発育をホルモンが促進しているがん
＊2　国立がんセンターがん情報サービス
＊3　Levin H et al. Human Reproduction 2017
＊4　クリアリングハウス国際モニタリングセンター、先天異常データベース
＊5　国立社会保障・人口問題研究所のHPより

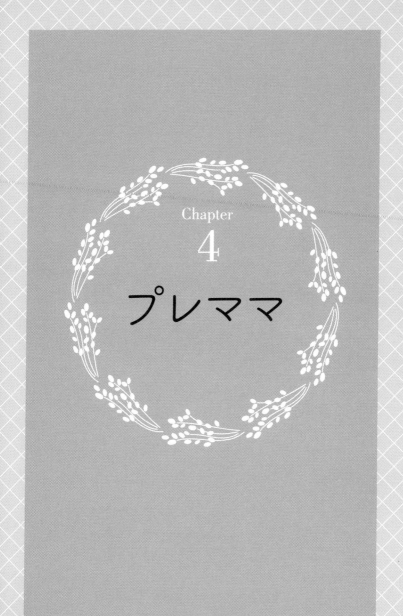

Chapter

4

プレママ

紙おむつ、生理用ナプキン

　紙おむつといっても、市販されているおむつの大半はプラスチックが原料です。

　生理用ナプキンも90％以上が石油から作られるプラスチック製品で、「ケミカル（化学的）ナプキン」です。

使い捨ておむつの構造

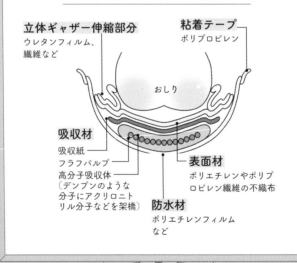

立体ギャザー伸縮部分
ウレタンフィルム、繊維など

粘着テープ
ポリプロピレン

おしり

吸収材
吸収紙
フラフパルプ
高分子吸収体
（デンプンのような
分子にアクリロニト
リル分子などを架橋）

表面材
ポリエチレンやポリプ
ロピレン繊維の不織布

防水材
ポリエチレンフィルム
など

重量の何百倍もの水分を吸収

　使い捨てのおむつや生理用品は、肌に直接触れるところは不織布で、中身＊¹は天然素材の綿状パルプと吸収材です。そのなかでも**重要な役割を果たすのがプラスチック製の水分吸収材**です。1980年代に高分子吸収材が普及し始め、使い捨ておむつは乳幼児だけでなく高齢者にとっての使い心地も格段に改善されました。それによって高分子吸収材は、現代生活に欠かせない便利な材料となったのです。

　吸収材の基本は、でんぷんのような分子にアクリル酸ナトリウムという物質が架橋（ポリマー〈高分子〉同士を連結させること）されたもの。これを粒径の小さなマイクロプラスチック（マイクロビーズ）に成形し、吸収材として使用するのです。個々のビーズが水分や血液を吸収して、ゼリー状になります。

　高分子吸収材は1gで水なら最大1ℓ（数百〜1000倍）、尿や血液なら50倍は吸収できます。そして、一度吸収した水分は決してしみ出すことがないのです。

冷凍魚や肉、乾燥地帯の緑化にも

　高分子吸収材は生肉や生魚のドリップ（冷凍した肉や魚を解凍するさいに出る液体）を吸いとる目的でトレーの底に敷かれるなど、日常生活のあらゆるところで使われています。

砂漠などの乾燥地帯の緑化や農作物を栽培するさいにも、植物の成長に必要な水分を土の中に溜める土壌水材として、高分子吸収剤は利用されています。乾燥地帯の緑化や作物の栽培は大事ですが、**プラスチックを土の中に埋めることについては、環境汚染を広げるのではないかと危惧されます**。

不織布も素材はプラスチック

　使い捨ておむつや生理用ナプキンの外側、つまり肌に触れる部分は不織布ですが、それは布に見えても本物の布ではありません。

　いまは新しい不織布が次つぎに開発され、使い捨ておしぼりやウェットティッシュ、化学雑巾、靴の中敷きなども不織布で、すべてプラスチックの仲間です。

　これらは、合成繊維を織らずに熱処理する、合成樹脂や接着剤で接合する、絡み合わせる──のいずれかの製法で作られる化学製品です。原料には繊維加工できるポリエステルやレーヨン、ポリエチレン、セルロース繊維などのプラスチックが使われています。

　今日ではマスクも不織布製が主流です。汚れた空気を吸い込みたくなくてつけるマスクにも、超微量ですが、接着剤やプラスチックなどの有害な化学物質が含まれています。ですから、これらのにおいが気になる人もいるかもしれません。

*1　紙おむつは重量の40〜70%がパルプ、30〜60%が高分子吸収材。割合はメーカーによって異なる

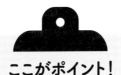

ここがポイント！

☑ ナプキンは布、使い捨ての
オーガニックがオススメ

　欧米では、生理用ナプキンをプラスチックフリー（プラスチック不使用）にしようという運動「plastic-free periods」が活発になっています。深刻化するプラスチックの海洋汚染も理由の一つですが、それだけではありません。プラスチックの有毒な添加物が子宮から体内に吸収されることが、最も危険だからです。

　一般的な生理用ナプキンの表面はポリエチレン（PE）やポリプロピレン（PP）の不織布で、漂白されています。なかには高分子吸収材とともに、消臭剤や香料なども入っています。

　特に、女性の膣は体のほかの部位に比べて、化学物質を吸収しやすいといわれています。できるだけ布ナプキンや、使い捨てのオーガニックナプキンをおすすめします。

　ちなみにおむつの使用で赤ちゃんがどんな化学物質にさらされるのか……。フランス国家当局がテストを実施した結果、数多くの有害物質が検出されました（BBC News 23, Jan, 2019）。

子どものおもちゃ、新車、新築の家

「環境ホルモン」[*1] は、体内のホルモンをかく乱する有害物質です。

そのうち、特に人への影響が大きいと注目されている物質が、フタル酸エステルです。

- 子どものおもちゃ
- バッグ
- プラスチック容器
- 乗用車の内装（シートなど）
- ポリ塩化ビニル（PVC）製のフローリング
- 合成レザー
- 輸血用バッグ
- クレジットカード
- 化粧品
- 制汗剤
- 香水や芳香剤

など、あらゆる製品に使われています。

*1　外因性内分泌かく乱物質

生殖機能に影響

　プラスチックやゴムはどんな形にも変形できるため、さまざまな製品の原料になっています。その製造過程で可塑剤[*2]として多く使われているのがフタル酸エステルです。

　この物質には**強力な女性ホルモン作用**があることがわかっています。フタル酸エステルの人への影響で明らかになっているのは

　・不妊
　・男児の生殖器の女性化
　・停留精巣や精巣重量の低下
　・精子数減少などの男性生殖機能への関与

などです。

　この研究をリードした環境ホルモン研究の第一人者シャナ・スワン博士（疫学者・環境科学者）の近著『COUNT DOWN』（日本語訳『生殖危機』2021）はこの問題の重要性を、あらためて世界に知らしめました。

乳幼児用のおもちゃへの使用を禁止に

　一方、カナダの環境活動家が書いた『ゴムのアヒルによる緩慢な死』は著者らが実験台となり、生活用品からどのような化学物質を浴びるのかを調べています。

　著者らは抗菌ハンドソープを使い、汚れをはじく加工が施されたカーペットやソファのある部屋で過ごし、バ

スルームではシャンプーなど香りつき製品を多数使用。4日後、尿と血液を採取し、測定しました。

その結果、いくつかの化学物質のなかで飛びぬけて高い値を示したのがフタル酸エステルでした。フタル酸エステルは何種類もありますが、その一種であるフタル酸モノチエル（MEP）が1mlあたり1410ナノグラムに増加したのです。男性の生殖機能に問題を起こす値は同64ナノグラム。これを大幅に上回り、専門家たちを驚かせました。

フタル酸エステルはゴムやプラスチック製のおもちゃにも使用されています（柔らかい製品ほど多く使用）。乳幼児がそれらで遊ぶと、製品からしみ出たフタル酸エステルが手や口から体内に入ります。

特に男児は強力な女性ホルモンを浴びると、大きな影響を受けます。そのため、EU（欧州連合）は6種類のフタル酸エステルの子ども用玩具への使用を禁止しました（日本でも禁止に）。

新車や新築の家のにおいは有害物質

新車や新築の家のドアを開けると、特有のにおいが漂います。カーシートなどへの塩ビの使用を中止したメーカーもありますが、新築の家やマンションでは、新しい壁紙や床、家具などからたくさんの有害物質が揮発。目がチカチカしたり、つんとしたにおいがします。シックハウスの原因は、さまざまなプラスチックと添加剤です。

＊2　プラスチックやゴムなどに柔軟性や弾性を与える添加剤

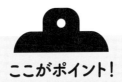

ここがポイント！

☑ 特に妊娠中は使用を控えて

フタル酸エステルは、デオドラント、芳香剤、ローションなどの香りつき製品にたくさん使われており、これらを日常的に利用すると体内の汚染濃度が上がります。胎児にも影響するので、特に妊娠中は控えましょう。

☑ 新車や新築の家より中古を

新車からはフタル酸エステルだけでなく、シックハウスの原因物質とされるさまざまな化学物質が充満しています。

新築の家も同じです。屋内でも塩化ビニル製の壁紙や製品など、特に新しい製品から多く揮発しています。日本では2019年、屋内のシックハウス対策の強化として2種類のフタル酸エステルの室内濃度の指針値が改定されましたが、不十分です。

大切な家族と自分を守るために、中古より有害物質にさらされる新車や新築の住まいは、できるだけ避けましょう。

Lesson.3

流産防止剤「DES」

　「この薬さえ使えば、丈夫な赤ちゃんが安心して産める！」と信じた女性たちの娘や息子が、さまざまな病気に悩んでいます。

　十分な安全性の検証なしに使用された医薬品に環境ホルモン物質が含まれ、それが次世代まで苦しめています。

　1938 年に初めて人工的に合成された女性ホルモン剤「DES」（ジエチル・スチルベストロール、流産防止剤）です。

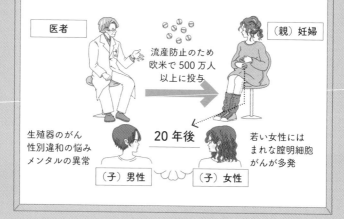

医者

流産防止のため
欧米で 500 万人
以上に投与

（親）妊婦

20 年後

生殖器のがん
性別違和の悩み
メンタルの異常

（子）男性

（子）女性

若い女性には
まれな膣明細胞
がんが多発

合成女性ホルモン剤 DES の教訓

流産防止剤であるDESは、人工女性ホルモン剤です。天然の女性ホルモンで最も強力な「エストラジオール」（エストロゲンの一種）と同程度の強い作用があります。50年代を中心に、欧米で500万人以上の妊婦に処方されました。

ところが70年代以降、胎児期にDESにばく露した女性が、全女性性器がんの約1%という珍しい「膣明細胞がん」を発症。「DESは次世代への発がん作用がある」と注目されたのです。

米国食品医薬品局（FDA）は71年、DESには流産防止効果がないとして、妊婦への処方承認を取り下げました（日本は厚生省〈現 厚生労働省〉が同年12月に妊娠中は使用しないよう通知）。しかしその後、妊婦や胎児ののちの健康にも計り知れない悪影響をもたらすことがわかりました。

90年代末、『奪われし未来』（シーア・コルボーンほか著、翔泳社）によって環境ホルモン問題が提起され、DES被害はヒトへの環境ホルモンの影響に関する重大な証拠として研究が進みました。その結果、胎児期にDESにさらされた男性に、男児の女性化を示す停留精巣、短い陰茎、精巣がん、半陰陽[*1]、尿道口の奇形などがみられたのです。

Chapter 4 プレママ

93

性別違和などに悩む人が3割

DESが欧米で大量使用されてから半世紀後、その子どもたちの被害がわかってきました。2005年、胎児期にDESにばく露した男性の一人が呼びかけ、当事者男性の世界的ネットワーク（米国、カナダ、ヨーロッパ、オーストラリアなど）の協力を得て、性別違和[*2]や健康に関わる調査がおこなわれました。

調査の結果、胎児期にDESにばく露した男性500人中150人が、何らかの性別違和を抱えていることがわかりました。具体的には90人がトランスセクシュアル☆、48人がトランスジェンダー☆、17人が性別違和、3人がインターセックス☆でした。

次に多かったのがメンタル（精神的）の問題で、500人中100人が、「うつや不安神経症などの症状がある」と回答しました。このほか明らかになった健康上の問題には

・不妊　　　　・生殖器のがん　　・精巣上体嚢胞
・女性化乳房　・停留精巣　　　　・尿道下裂
・勃起不全

なども。同調査の結果は、論文「胎児期にDESにばく露した男性のジェンダーに関わる疾患」[*3]で発表されました。

*1　外生殖器の外見が男とも女とも判断がつかず、両方の性の特徴を併せもつ異常
*2　Gender Dysphoria：出生時に割り当てられた性別（戸籍上の性別、身体の性別）と自認する性別が一致していない。医学的概念。WHOは「性同一性障害」の呼称を2013年に「性別違和」に変更
*3　Scott P Kerlin Int Behavioral Dev Sympo 2005

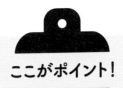

ここがポイント！

☑ 脳の性分化にも影響！？

　胎児期に母親の子宮内で強力な人工女性ホルモンにばく露すると、生殖器だけでなく、脳の性分化にも何らかの影響を受ける可能性が推定されます。

　性別違和については、社会の人権意識の高まりで個性と捉える考えが主流になっています。ただ、十分な安全性の検証なしに使用された人工女性ホルモン剤がもたらした性別違和だとしたら、人災です。

☑ 私たちも胎児期にばく露……！？

　私たちも胎児期に DES のような女性ホルモン作用の強い環境ホルモンにばく露している可能性がないとはいえません。環境ホルモンの軽視できない次世代影響を学びましょう。

☆Transsexual：体と心の性の不一致を外科的手術などで一致させることを望む人。または一致させた人。Transgender：体と心の性が一致せず性別違和感をもつ人。Intersex：性分化疾患。性器、卵巣、精巣といった性腺、染色体などが男性型、女性型のどちらかに統一されていないか、判別しにくい状態

遺伝子の ON と OFF

遺伝子とは人間の体をつくる設計図のようなもの。体の中には何万もの遺伝子があり、その「スイッチ」がON（働いている）やOFF（働いていない）になることで、その人の体質や体格、能力、病気の発症などに影響します。

遺伝子のON/OFFは不変でしょうか。実は食生活や生活環境を変えることで、切り替わる可能性があります。

エピジェネティックな変異

遺伝子のON／OFFに変化が起こると、同じ遺伝子をもつ一卵性双生児でもがんなどの発症リスクが変わる場合がある

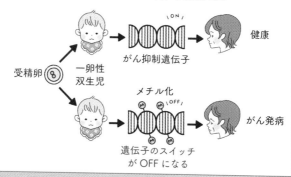

受精卵　一卵性双生児

ON　がん抑制遺伝子　健康

メチル化　OFF　遺伝子のスイッチがOFFになる　がん発病

96

遺伝子が同じ双子でも一人だけがん？

一卵性双生児は遺伝子DNAがまったく同じです。しかし一人はがんになり、もう一人はならないことがあります。

それは同じ遺伝子でも、遺伝子のスイッチがONかOFFかによって、遺伝子の働き方が変わるから。一方は、がん抑制遺伝子のスイッチがOFFで、がんにならなかった一人はスイッチがONというケースが起こりうるのです。

ひとたびスイッチがOFFになった遺伝子は、子や孫、さらには数世代先まで引き継がれることがあります。

そう聞くと悲観したくなりますが、希望もあります。**食生活やライフスタイルなどの環境要因で、ふたたびスイッチがONになることがある**からです。このことが、この数十年の間に世界中の科学者が夢中になって研究している分野＝エピジェネティクス*1でわかってきました。

食やライフスタイルがスイッチを変える

ミツバチの世界では、1匹の女王バチを数万匹の働きバチが支えていますが、女王バチも働きバチも遺伝子DNA*2はまったく同じです。でも、働きバチのメスは不妊で働き続け、寿命はわずか数週間。対して女王バチは1日に数千個の卵を産み、何年も生きます。

何が違うのでしょうか。それは食べものです。女王バチはロイヤルゼリーを食べ続け、働きバチは生まれた直

後しかロイヤルゼリーを食べられません。つまり、ロイヤルゼリーに含まれる何らかの成分が遺伝子のスイッチを変え、女王バチが誕生したのです。これは**食べものが遺伝子のスイッチを変えうる**という一例です。

環境ホルモンがONとOFFを切り替え

そして、多くの環境ホルモン（内分泌かく乱物質）もエピジェネティックな変化を起こします。この場合はしばしば悪い影響ですが、環境ホルモンが大切な遺伝子のスイッチをOFFにすることがわかってきたのです。

また、ある実験では環境ホルモンにばく露させたラットを二つのグループに分けて、一方には通常の食事を、もう一方には脂質過剰の食事を与えた結果、後者は脂質代謝に関する400以上の遺伝子のON/OFFが切り替わっていたとのことです。

いわゆる健康によいとされてきたビタミンや葉酸、お茶の成分のカテキンなどにもON/OFFを変える力があり、それを示す実験結果もあります。

これらは、日常的に環境ホルモンを浴びる現代人の状況を反映した実験といえそうです。私たちにとって常識となっている「よい食生活」は遺伝子レベルでも大事だと、遅まきながら科学的に検証され始めているのです。

＊1　DNAの塩基配列を変化させることなく、遺伝子の働き（発現）が変わることを研究する学問
＊2　DNAはATGCの4種類の塩基で構成される物質そのもの。遺伝子はDNAに記載されている情報

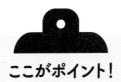

ここがポイント!

☑ 妊娠中はやせすぎに注意

　　胎児期に環境ホルモンなどの有害物質にば
く露したり、極端なストレス状態や栄養不足に
なったりすると、胎児の遺伝子発現を変化させ、
成長後の疾患につながるという有名な仮説（バー
カー仮説）があります。

　　1944年のオランダでの話です。このとき、
母親のお腹の中で十分に栄養をとれなかった胎
児の遺伝子が変化したのです。極端な飢餓状
態で脂肪を燃やすたんぱく質に指令を出す遺伝
子のスイッチがOFFになり、生まれた子ども
が成長後に、肥満や糖尿病になる率が上がりま
した。妊娠中はやせすぎに注意してください。

☑ 父親の喫煙も子孫に影響

　　たばこや有害な化学物質をあびることによっ
て、父親の生殖細胞の遺伝子もどこかがOFF
になることがあります。マウスの実験では、オ
スにニコチンを投与すると、子や孫の行動異常
などが確認されました。父親になる人の行動や
環境でも変化して、大切な遺伝子のスイッチの
変化が受け継がれるかもしれないのです。

フタル酸エステル

　既述したとおり、フタル酸エステルはヒトの生殖機能を低下させます。

　子どもの脳の発達にも影響するといわれるフタル酸エステルについて、さらに詳しく見ていきましょう。

有名ブランドの化粧品4分の3に含まれる

　2002年、米国の環境保護団体と公衆衛生機関が有名ブランドの化粧品72種類について、フタル酸エステル類の使用の有無を調べました。その結果、デオドラントや芳香剤、整髪用のジェル、ムース、ボディーローションなどの約4分の3に該当する製品から検出されました。

　フタル酸エステルは化粧品に滑らかな感触を与えたり、保湿クリームなどをしっとりと肌になじみやすくしたりする目的で使われています。香りを定着させる用途もあり、一般的には「香料」と記載されていれば、そのほとんどにフタル酸エステルが入っています。

妊娠中のばく露によって子どものIQ低下

　妊娠中にフタル酸エステルに大量にばく露すると、生まれた子どものIQが低下するという報告があります[*1]。

情報処理スピードや短期記憶なども悪くなるそうです。これは妊娠中の母親の尿中フタル酸エステル濃度と、生まれてきた子どものIQを調査してわかったことです。

化粧品に頼りすぎると生殖機能に悪影響も

　化粧品や香りつき製品などを使うと、「きれいに」「いい香りに」なるかもしれませんが、使いすぎるとフタル酸エステルを体内に取り込む機会が多くなり、女性の生殖機能に影響するかもしれないのです。

　たとえば、フタル酸エステルへのばく露が高いと無月経、卵巣機能の異常による多嚢胞性卵巣症候群（PCOS）や思春期早発症、女児の乳房の早熟、更年期障害ではほてりの症状が出やすくなることが報告されています。

ファストフードを頻繁に食べると体内濃度が上昇

　ファストフードをよく食べる人は、自宅で食事を調理する人に比べて、フタル酸エステルの濃度が35 ～ 40%高いとする調査結果[*2]があります。

　「なぜ、ファストフードから？」と思うかもしれません。原因は、製造過程で使われる塩化ビニル（PVC）製のチューブ、手袋、コンベヤーベルトなどです。ファストフードは有害な有機フッ素化合物（PFAS）も油をはじく容器・包装紙などを通して体に入ります。

　フタル酸エステルの濃度が高い人は不整脈など、心臓

病による死亡リスクが高いことが、米国の国民健康栄養調査（NHANES：2001 〜 2010）で明らかになっています。

　フタル酸エステルは体内のホルモンをかく乱します。多くの生活用品に使用され、体内に絶えず入ってくるので、ばく露を減らすのは容易ではなく、体内濃度もなかなか下がりません。

フタル酸エステルの体内濃度を下げるには

ファストフードの利用頻度を減らす

化粧品や香りつき製品の使用を控える

プラスチック製品の利用を減らす

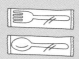

＊1　Michiel A. Dries et al. Environ Health Perspect 2020
＊2　Zota Ar et al. Environ Health Perspect 2016

香 害

　家庭用品からの人工的な香りを"いいにおい"と感じる人がいる一方で、においで頭痛や吐き気、思考力低下など体に変調をきたす人がいます。

具体的な症状

症状	件数	割合
頭痛	4812	67.4%
吐き気	4557	63.9%
思考力低下	2348	32.9%
咳	2311	32.4%
疲労感	1967	27.6%
めまい	1778	24.9%
その他	983	13.8%

（香害被害「ある」と回答した7136件対象／複数回答）

　国民生活センターによると柔軟剤の香りによる被害を訴える相談が2014〜20年で928件寄せられています。「洗濯物がふんわり、柔らかく仕上がる」「静電気を防止し、除菌効果がある」などのうたい文句に誘われて、そういった柔軟剤を使う人が増えている一方で、においに苦しむ人たちもいるのです。

　「香害」は新しい社会問題。何よりもいま求められているのは、香りに敏感な人への配慮です。

日常のあちこちで

マンションの隣から

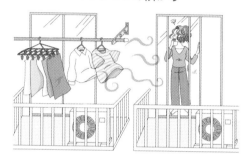

電車やバスで

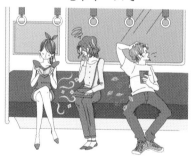

更衣室で

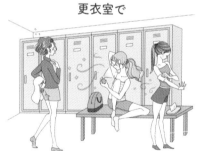

給食エプロン

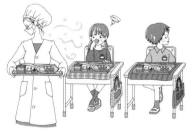

柔軟剤などから揮発する化学物質

　香害被害を訴える人が急激に増えたことを受けて、2020年、「香害をなくす連絡会」はWebなどでアンケート調査をおこないました。その結果、全国に7000人以上の被害者がいること、原因となった製品の第1位が柔軟剤（回答の86％）で、第2位が香りつき合成洗剤（同73.7％）であることがわかりました（下図）。

　実は、柔軟剤や合成洗剤以外にも家庭用品からは数えきれないほどの化学物質が揮発しており、原因となる化学物質の特定はきわめて難しいのが現状です。香料に使われている化学物質は3000種類もあり、柔軟剤だけでも香料のほかに、界面活性剤や添加物などがたくさん入っているからです。

原因となった製品

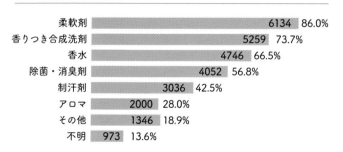

製品	件数	割合
柔軟剤	6134	86.0%
香りつき合成洗剤	5259	73.7%
香水	4746	66.5%
除菌・消臭剤	4052	56.8%
制汗剤	3036	42.5%
アロマ	2000	28.0%
その他	1346	18.9%
不明	973	13.6%

（香害被害「ある」と回答した7136件対象／複数回答）

柔軟剤には何が入っているの？

柔軟剤は主に次の3種類の成分からできています。

1.陽イオン界面活性剤（第4級アンモニウム塩）
　洗濯用の合成洗剤には陰イオンなどの界面活性剤が、柔軟剤には衣類をふんわりさせるために陽イオン界面活性剤が使われています。殺菌作用もあるため、皮膚などへの強い刺激があります。
　2.香料や消臭成分とそれを包むマイクロカプセル
　カプセルの中に香料などを包むと、カプセルは一つずつ時間をかけてはじけるので、香りが長持ちします。ただし、消費者は破れたプラスチックの破片を吸い込むことになります。

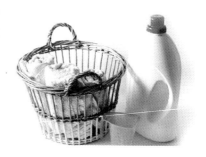

　3.添加物
　防腐剤、安定剤、着色料など

　柔軟剤は1.2.3. が混ざり合ってできています。成分が複合したとき、どんな有害性があるのかはまだわかっていません。

カプセルに包まれる香りや抗菌剤

　世界中の海洋汚染を深刻化させているのが、マイクロプラスチック（5ミリ以下の微粒子）[*1] です。最初からマイクロサイズで製造されるマイクロプラスチックには、マイクロビーズとマイクロカプセルがあります。

　マイクロビーズは洗顔料や歯磨き剤などに使われていましたが、日本でも自主規制が始まっています。

　一方で存在がほとんど知られていないのが**マイクロカプセル**です。カプセルの中に香りや消臭・抗菌成分などが入っています。大きさはマイクロプラスチックよりさらに小さいものもあります（PM2.5と同じ、もしくはそれより小さいナノサイズのもの）。

　カプセルは、洗濯した後に衣類の繊維にひそみ、触れたり圧力がかかると破裂して中身を放出します。

マイクロカプセルの香料が放出される仕組み …………………

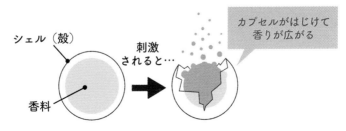

シェル（殻）

刺激
されると…

カプセルがはじけて
香りが広がる

香料

マイクロカプセルが病気を引き起こす？

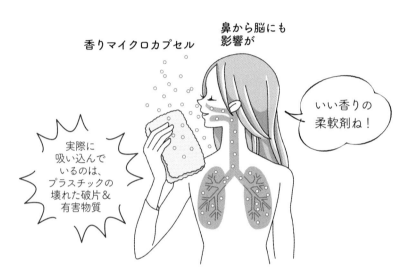

香りマイクロカプセル

鼻から脳にも
影響が

いい香りの
柔軟剤ね！

実際に
吸い込んで
いるのは、
プラスチックの
壊れた破片＆
有害物質

EU はマイクロプラスチック規制を決定

EU は 2023 年、「意図的に添加されたマイクロプラスチックを禁止する」制限案を採択。化粧品、香水、家庭用洗剤などの日用品、マイクロカプセル香料も禁止の対象となりました（EU REACH 委員会 2023 年 4 月 27 日）。

香害に無理解な人たち

「においで具合が悪くなるなんて、気のせい」

「香りは好みの問題でしょ」

など、世の中には香害で苦しむ人を理解しない人がたくさんいます。なかには「香りの好き嫌いは遺伝子の問題」と個々人に被害の責任を押し付ける人も。

しかし現在、7000人以上の被害者が柔軟剤などのにおいで苦しんでいることを考えると、個々人の遺伝子の違いでこの問題を説明することはできません。香害は何よりも、柔軟剤などの香りつき製品の安全性の問題であり、それらから揮発する有害物質の問題なのです。

海外では学校や病院で進む
フレグランス・フリー

米国やカナダでは多くの州の学校や公共施設、病院などの機関で「フレグランス・フリー（無香料）」ポリシーを宣言、実践しています。

また、米疾病対策センター（CDC）では早くも09年に、1万5000人の職員に香りつき製品や柔軟仕上げ剤などを使った衣類で職場に来ることへの自粛要請をおこない、施設内での香りつき製品の使用を禁止しました。香りつき製品のにおいにはさまざまな化学物質が含まれて

おり、多くの職員の健康や仕事の効率に悪影響を与えることが認識されているのです。

　子どもが通う学校でも、フレグランス製品から揮発する多様な化学物質を吸い込むことで、学習能力の低下やアレルギーなどの悪影響が出る可能性があります。

子どもが香害で不登校に

　「香りの強い柔軟剤がはやり出してから、教室に入れなくなった」
　「更衣室に充満する制汗剤や消臭剤のにおいがつらくて、学校に行けない」
　アンケート調査の結果、被害者の約2割が香りつき製品のにおいによって、職場や学校に行けなくなったと回答しています。
　心身の不調をもたらす人工的なにおいがあふれる学校。それが原因で、登校拒否になる子どもが増えているのです。

　学校での香り自粛の対策を求めた市民団体に対して、当初文部科学省は、「香りは個々人の好みの問題」とし、学校での香害対策の必要性を認めませんでした。
　しかし、度重なる市民団体の要望などを受けて、2021年2月、萩生田文部科学大臣（当時）は国会で「香害で学

校に来られなくなる児童がいるなら、きわめて重い課題」
と答弁しました。学校における子どもの香害の存在が、
初めて公的に認められたのです。

日本でも求められる
公共施設での無香料推奨

　米国などでは、生活用品から揮発するにおいは、多様
な有害物質を含んでいるとの認識がある程度共有され
ています。それらを吸い込むと、**子どもの脳に悪い影響
を与え、学習能力が低下するおそれ**が指摘されています。

　そのためいくつかの州では、積極的に「フレグランス・
フリー」が推奨されています。

　体臭や口臭を気にして、消臭剤などを多用する人が多
い日本とは別次元です。わが国でも、多様な有害物質が
揮発する香りつき製品の販売と使用を自粛し、フレグラ
ンス・フリーの実現が求められているのではないでしょ
うか。

*1　μm（マイクロメートル）とは1ミリメートル（mm）の1000分の1。マイク
ロカプセルのサイズは数μm〜数百μm

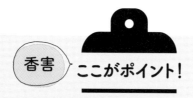

☑ 人工的な香り ≠ 天然

　"バラやラベンダーの香り"といった製品をたくさん見かけますが、国内に出回っている香料の約90％は合成香料。家庭用品に添加されている香料の大部分は、石油などから作られた人工化学物質です。

☑ 甘い香りにも発がん性や
　環境ホルモン作用が

　香料には天然香料と合成香料があり、全部で3000〜4000種類。発がん性や環境ホルモン作用、アレルギー作用をもつ成分がたくさんあります。

＊発がん性
柔軟剤にもよく含まれている香料（リモネンやピネンなど）は、空気中で反応して発がん性物質（ホルムアルデヒド）を生成する可能性も。

＊環境ホルモン作用
有名ブランドの香水は、環境ホルモン作用をもつ物質（合成ムスクやフタル酸エステル類など）を数多く含む[2]。

＊アレルギー作用
EUでは、皮膚接触でアレルギーを起こすおそれがある26種類の香料の化粧品への表示義務があり、日本では表示義務はなし。

☑ 香害被害者≠化学物質過敏症（CS）

　香害被害者がすべてCSではありませんが、実際にCSの人の90％以上が香りに敏感であるとされています。

☑ 天然、オーガニックでも必ずしも安全と限らない

　「天然、オーガニック」をうたう赤ちゃん用品から揮発するVOCS（揮発性有機化合物）は、そうでない製品と比較した結果、ほとんど違わない[*3]。

☑ 香害の原因は香料だけではない

　洗濯物をふんわりさせる作用をもつ成分は抗菌成分でもあり、強い殺菌力があり、アレルギーを引き起こしやすいとされています。

　香料や抗菌成分を包み込むマイクロカプセルは、洗濯物に付着して空気中に浮遊し、カプセルを吸い込む可能性があります。

＊2　グリーンピース・インターナショナル2005年報告書
"危険な贈り物香水"
＊3　A Steinemann. Air Qual. Atm. Health 2018
参考：水野玲子『香害は公害—「甘い香り」に潜むリスク』
ジャパンマシニスト社、2020
ケイト・グレンヴィル『香りブームに異議あり』緑風出版、
2018 JEPA（ダイオキシン・環境ホルモン対策国民会議）
パンフレット「STOP！香害」

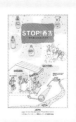

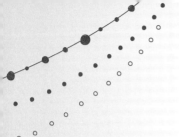

おわりに

　この本を手に取ってくださった皆さん、最後のページまでめくってくださり、ありがとうございました。

　本書の中で何か一つでも「え、そんなことがあったの!?」「これからちょっと気をつけてみよう」と思えることがあったでしょうか。

　はっきりいって、私たちがいま生きている社会で、目に見えない有害物質から自分を守るのはとても大変。以前より、生まれてくる子どもを普通に元気に育てることが、ますます難しくなっています。

　知らなければ、被害にあっても気づかない。それが有害物質の影響です。昔の公害と違って、だれもが当たり前のように使っている便利な製品から、じわじわと有害物質がしみだし、見えないところで私たちの健康を脅かしています。

　半世紀前なら、あまり問題にならなかった病気などで悩む人が増えています。不妊や生殖器のがん、精子数減少。それらとプラスチック添加物との関連を示す証拠も出てきています。

　農薬などの環境ホルモンが、子どもの発達障害に与える影響の科学的証拠も蓄積されています。そういう意味

では、気になる問題はまだまだたくさんあります。

　本書で取り上げた問題は、それらのほんの一部分にすぎません。もう少し知りたいという方は、拙著『知ってびっくり　子どもの脳に有害な化学物質のお話』（食べもの通信社、2017年）を手に取ってみてください。子どもの脳への農薬の影響、発達障害のことをもっと知りたい方は、『知らずに食べていませんか　ネオニコチノイド』（高文研、2017年初版）の再改訂版（2023年末発行予定）を見ていただければ幸いです。

　現在、世界で登録されている人工化学物質は2億種類を超えましたが、その中で安全性が確認されている物質は1％以下。安全かどうかが分からない数えきれないほどの物質が、身の回りのプラスチック製品などに潜んでいるのです。

　「ただちに影響はない」「まだ因果関係が証明されていない」。国や専門家は、いつもそういいます。確かに、有害物質と健康被害の証明には、数十年、あるいはそれ以上の長い時間がかかるのです。

　そんな時代だからこそ、人よりちょっとだけ先に、大切なあなたと家族を守るために知っておいてほしい。そんな気持ちで本書をまとめました。

水野玲子

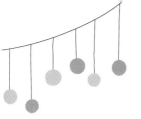

「もっと知りたい！」
そんなときはこちらまで

国民生活センター
https://www.kokusen.go.jp

全国の消費生活センター等
https://www.kokusen.go.jp/map/

化学製品 PL 相談センター
https://www2.nikkakyo.org/plcenter

公害・環境なんでも 110 番
http://www.ichiben.or.jp/bengoshi/soudan/
nandemo110.html

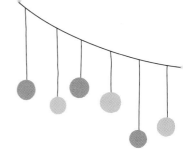

NPO・市民団体

 化学物質過敏症支援センター
https://cssc4188cs.org

 日本消費者連盟
https://nishoren.net

 化学物質問題市民研究会
http://www.ne.jp/asahi/kagaku/pico/

 ダイオキシン・環境ホルモン対策国民会議
https://kokumin-kaigi.org

水野玲子（みずのれいこ）

サイエンスライター。NPO法人「ダイオキシン・環境ホルモン対策国民会議」理事。有害な化学物質から次世代の健康を守るための市民活動、調査や研究などを行っている。著書に『新農薬ネオニコチノイドが日本を脅かす』（七つ森書館）、『知らずに食べていませんか？　ネオニコチノイド』（高文研）、『知ってびっくり　子どもの脳に有害な化学物質のお話』（食べもの通信社）、『香害は公害』（ジャパンマシニスト社）。共著『乳がんに負けない！』（食べもの通信社）、『虫がいない　鳥がいない』（高文研）。

組版・装幀　　吉良久美
校正　　　　　篠原亜紀子
イラスト　　　森 まり
編集担当　　　下村理沙

身の回りにある有害物質とうまく付き合いたいです！
──真の「オトナ女子」化計画

2023年11月20日　第1刷発行

発　行　株式会社食べもの通信社
発行者　千賀ひろみ
〒101-0051 東京都千代田区神田神保町1-46
電話 03-3518-0621　FAX 03-3518-0622
振替 00190-9-88386
ホームページ https://www.tabemonotuushin.co.jp
発売　合同出版株式会社
印刷・製本　株式会社シナノ

食べもの通信社の本

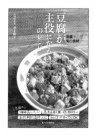

豆腐×旬の食材
豆腐が主役になる56のレシピ

池上保子（料理研究家・豆腐マイスター）

■ A5 判／ 128 ページ／オールカラー／
定価 1430 円（税込）

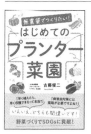

無農薬でつくりたい！
はじめてのプランター菜園

古藤俊二
（ＪＡ糸島園芸グリーンセンター「アグリ」元店長）

■ A5 判／ 88 ページ／定価 1430 円（税込）

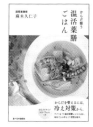

からだ整う 温活薬膳ごはん

麻木久仁子（国際薬膳師・タレント）

■ A5 判／ 120 ページ／オールカラー／
定価 1540 円（税込）

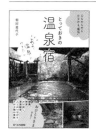

こころもからだもおなかも"湯治"
とっておきの温泉宿

和田美代子（フリーライター）

■ A5 判／ 120 ページ／オールカラー／
定価 1650 円（税込）

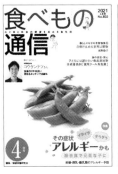
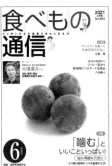
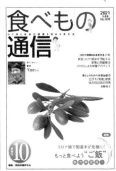